路志正经方验案集萃

主审　路志正

编著　苏凤哲　张维骏　卢世秀

中国健康传媒集团

中国医药科技出版社

内 容 提 要

本书是路志正教授的经方验案集萃，每一验案下述以辨证要点以点睛切要，结合经典记载，阐述跟师心得，分析处方用药，书尾附以路志正经方运用体会，以飨读者。本书具有较高的临床参考价值，适合广大中医院校学生、中医临床工作者阅读、参考。

图书在版编目（CIP）数据

路志正经方验案集萃 / 苏凤哲，张维骏，卢世秀编著 . — 北京：中国医药科技出版社，2021.11

ISBN 978-7-5214-2662-5

Ⅰ . ①路… Ⅱ . ①苏… ②张… ③卢… Ⅲ . ①医案－汇编－中国－现代 Ⅳ . ① R249.7

中国版本图书馆 CIP 数据核字（2021）第 150644 号

美术编辑 陈君杞

版式设计 也 在

出版 **中国健康传媒集团** | 中国医药科技出版社

地址 北京市海淀区文慧园北路甲 22 号

邮编 100082

电话 发行：010-62227427 邮购：010-62236938

网址 www.cmstp.com

规格 710×1000mm $^{1}/_{16}$

印张 8 $^{3}/_{4}$

字数 160 千字

版次 2021 年 11 月第 1 版

印次 2021 年 11 月第 1 次印刷

印刷 三河市万龙印装有限公司

经销 全国各地新华书店

书号 ISBN 978-7-5214-2662-5

定价 **32.00 元**

版权所有　盗版必究

举报电话：010-62228771

本社图书如存在印装质量问题请与本社联系调换

获取新书信息、投稿、为图书纠错，请扫码联系我们。

序言

　　吾业医七十余载，究《内》《难》发源，穷寒温妙理，秉易水传承，倡圆机活法。每欲将平生所学以遗后世，以偿济世活人之夙愿。俗言："熟读王叔和，不如临证多。"故最先整理者，莫不以医案为先。吾之博士后弟子苏凤哲、张维骏以及弟子卢世秀等几位门人，多年来精勤不怠，搜集、整理历年病案，掌握了大量临床一手资料，本书首从吾习用之经方开始，每一病案之后，述之辨证要点，以点睛切要，主要阐述跟师心得，兼以临床体悟。所选验案，虽冠以主方，而在临证中，却多增损，俾符合临证之需，是否得当，有待高明赐教！

　　医圣著《伤寒杂病论》言："虽未能尽愈诸病，庶可以见病知源，若能寻余所集，思过半矣。"仲景立法制方，神妙莫测，持脉辨证，法度严谨，启迪后学。潜心参悟，则受用无穷。实践出真知，临证不懈，深悟经方之妙道，定能登堂入室，成为学验俱丰之名家。

　　经方病案整理是一项大工程，整理中逐步归纳，从中找出规律，使经方之运用历久弥新。此书仅是一个开端，此项工作必将不断进行下去，整理过程中存在不少问题和不足，在此恳请诸位贤达不吝指导，以期改进。

2021 年 5 月

目录

1

附　路志正经方运用体会

感　冒

　　感冒是由风邪侵袭人体所引起的病症，临床以头痛、恶寒、鼻塞流涕、喷嚏、发热、脉浮等为主症。汉代张仲景首先提出太阳伤寒之表实证使用麻黄汤、表虚证使用桂枝汤类方剂以及六经辨证治疗方法。宋代《仁斋直指方》最早提出感冒之病名，并推崇六经辨证治疗感冒。元明以来认识到感冒有风寒、风热之不同，治疗有辛温解表及辛凉解表之异。感冒虽属于表证，但治疗上亦当分辨表里、虚实、寒热，应注意以下三点：一是要分辨寒热性质的不同，弄清是偏于风寒还是风热，风寒以恶寒重、发热轻、头痛身痛、鼻塞流涕为特征，风热以发热重、口渴、鼻流黄涕、咽痛为特征。二是辨兼夹证，如感冒在夏季，多夹湿邪，秋季夹燥邪，饮食不节则夹食滞，辨清不同的夹杂，在治疗上配合祛湿、润燥、消食滞等法，方可提高疗效。三是要辨虚实，首先要辨清表实与表虚，如发热无汗为表实，发热汗出为表虚，此外还要辨清是否为虚人感冒，根据哪个脏腑之虚，采取补虚祛风寒治疗。

　　长时间感冒反复发作，或初愈又复感外邪，或身体素虚易患外感等，中医认为是虚人外感。治疗上宜标本兼治，既要祛除病邪，又要扶持人体正气，以达到祛邪不伤正的目的，这就是人们常用的扶正祛邪法。虚人外感的指征是正气虚而感受风寒，也就是《伤寒论》中表虚有汗之风寒。这个表虚，非仅为"表"之虚，乃平素体质虚弱，卫气抗邪无力，肌表腠理不固，一旦感受风寒，则表现为汗出、脉浮缓而弱，故用桂枝汤解肌祛风，调和营卫，散中有收，敛阴和阳，无犯虚虚之戒也。

桂枝汤治疗虚人外感

　　傅某，男，45 岁，深圳人，主因反复感冒 15 年，于 2008 年 4 月 23 日初诊。患者自幼体质较弱，30 年前曾感冒发热，之后 15 年来反复感冒，症见鼻塞，怕冷，咽部不适，无发烧，基本每周 1 次，每次发作 3 天，曾服用补中益气丸，稍有好转但未根除，平素胃胀，怕冷，食凉、硬、酸性食物则泛酸明显，吃刺激性食物则胃部隐痛，大便每日 2~3 次，稀便，饮食稍不慎则水泻。既往史：乙肝小三阳 20 余年，分别于 1993 年、1999 年、2005 年发作 3 次眩晕，诱因为感冒或休息不好，发作时症见旋转，不能坐位，伴恶心呕吐。2005年至今头一直晕沉，虽没有大的发作，但自觉头部不适，注意力不集中，走路不稳，常吃甲磺酸倍他司汀片（敏使朗）等，症状稍有减轻，纳食正常，入睡容易，睡眠易醒，有时每天睡4~5个小时，动辄汗出，畏寒喜暖，口唇紫暗，舌质暗，舌面有青紫条斑，苔薄白，脉沉弦。证属脾肺不足，营卫失和，治以健脾益气，调和营卫。药用生黄芪18g，生白术15g，防风10g，桂枝8g，炒白芍12g，清半夏9g，生、炒薏苡仁各30g，炮姜8g，黄连6g，茯苓20g，炒枳实12g，泽泻12g，虎杖15g，醋香附10g，甘草6g。7剂，水煎服。

药后乏力、头沉减轻，精神状态好转，大便成形，胃痛缓解，睡眠好转，继如上法调理1个月，身体基本恢复正常。

辨证要点：《伤寒论》中用桂枝汤解表的条文共21条。柯琴《伤寒来苏集》点出桂枝汤："而精义又在啜热稀粥，盖谷气内充，则外邪不复入，余邪不复留，方之妙用又如此。故用之发汗，不至于亡阳；用之止汗，不至于贻患。今医凡遇发热，不论虚实，便禁谷食，是何知仲景之心法，而有七方之精义者哉！"若仔细读之，便可省悟到，仲景用桂枝汤解表时，在服药方法上有特殊的要求：一要"服已须臾，啜热稀粥一升余，以助药力"，二要"温覆令一时许"，如此而达到"遍身漐漐，微似有汗"之目的。可知桂枝汤不是发汗剂而是解肌剂，"非攻伐，非补助，而能使窒者通，逆者顺，格者和"，又可调和营卫，温中补虚，为扶正祛邪、虚人外感首选之方。李时珍认为桂枝汤证乃"肺气虚，卫气不固，津液外泄所致"，"是则桂枝虽太阳解肌轻剂，实为理脾救肺之药也。"方中桂枝辛甘温属阳，为气分药，芍药酸苦微寒属阴，为血分药，两药用之，阴阳相济，气血相和，通敛相适，大可滋壮气血而补虚，又能解肌除表；黄芪、白术、防风益气固表；黄连、半夏、枳实、薏苡仁、茯苓、泽泻清热和胃，淡渗水湿；炮姜温中健脾和胃；虎杖清利湿热；甘草调和诸药；香附疏肝理气。诸药合用，使气血得补，表证得解，脾胃和顺，故多年体虚外感顽症得以消除。

小柴胡汤治疗感冒

王某，男，50岁，主因常如感冒状，手臂、头颈汗出，遇吹空调则头痛加重1年半，于2009年4月初诊。患者于1年半前感冒未愈，同房后出现经常如感冒状，周身酸楚不适，后背尤甚，忽冷忽热，咽部不适，手臂汗出如珠，头颈部亦多汗，胁下满闷，轻微活动后觉全身舒服，饮食睡眠可，二便正常，手心汗出，舌体胖，质暗红，舌苔黄腻，左手脉沉滑，右手脉沉细。对猪、羊、牛肉过敏多年。证属正虚邪侵，少阳枢机不利，治以扶正达邪，和解少阳。方选小柴胡汤加减，药用柴胡 12g，黄芩 10g，清半夏 9g，太子参 12g，生白术 12g，防风 10g，白芷 12g，山豆根 10，陈皮 10g，甘草 6g，生姜 2 片，大枣 3 枚为引。7 剂，水煎服。药后诸症消失。

辨证要点：《伤寒论》有云："血弱气尽，腠理开，邪气因入，与正气相搏，结于胁下，正邪分争，往来寒热，休作有时，默默不欲饮食，脏腑相连，其痛必下，邪高痛下，故使呕也，小柴胡汤主之。"柯琴《伤寒附翼》谓小柴胡汤："少阳枢机之剂，和解表里之总方也。"徐灵胎曰："盖方之治病有定，而病之变迁无定，知其一定之治，随其病之千变万化，而应用不爽……不论从何经来，从何经去，而见证施治，与仲景之意无不吻合，岂非至便之法乎？"本案患者为虚人外感，邪在少阳，半表半里之间，故以小柴胡汤和解少阳，补虚祛邪。方中柴胡味苦、辛，性微寒，既能透达少阳之邪，又能疏泄少阳气机，故为君药，黄芩味苦，性寒，清泻少阳之热，为臣药，二药可达到和解少阳之功。佐半夏、生姜、陈皮和胃降逆，太子参、白术健脾益气，因患者有头痛，配白芷、防风疏风止痛，山豆根清热利咽解毒，大枣健脾，益气和中，甘草调和诸药。全方以和解少阳为主，兼顾胃气，并能清热，使少阳邪气得解，枢机得利，胆胃相和，则诸症得蠲矣。

咳 嗽

咳嗽为肺系常见疾病，无论外感、内伤导致肺失于宣肃，迫气上逆皆可作咳。肺为五脏之华盖，开窍于鼻，外合皮毛，故肺最易受外感、内伤之邪，肺气虚不能布津而成痰，肺阴虚而虚火灼津为痰，痰浊阻滞，肺气不降而上逆作咳。本病初起伴有表证，日久病邪入肺，出现咳嗽、咳白痰或黄痰，甚者出现胸痛、咳喘、气急、心悸等症状。在治疗上，咳嗽明显当以祛邪为主，治应宣肺化痰。病程较长者，以内伤为主，病虽在肺，已影响他脏，当扶正、祛邪兼顾，考虑到影响的脏腑，根据虚之所在而调之。若失治、误治，可导致患者病情逐渐加重，甚至累及于心，导致肺、心、脾、肾诸脏皆虚，故咳嗽后期当调五脏，扶正气，以治本为主，加治标之咳喘药。

竹叶石膏汤治疗咳嗽

赵某某，女，72岁，主因咳嗽，咯痰，流涕1个月余，于2008年11月19日初诊。患者自2006年以来，无明显诱因出现饮食减少，日只食两小碗粥，乏力，自2008年3月因情绪影响而加重，10月份因胸痛、胸闷就诊于中国人民解放军总医院，入院诊断为"胸膜炎，间质性肺炎"。现症见咳嗽，咯痰，呈白色黏痰，时流涕，胸闷，口干，口苦，手足心热以早上9时和下午4~5时明显，口鼻出热气，疲乏，腰酸，坐起费力，二便可，舌暗红，有裂纹，少苔，舌根部苔微腻，脉沉弦小滑。证属年高病久，气阴两虚，余热留恋，治以滋阴益气，清热润肺，止咳化痰。药用西洋参（先煎）10g，南沙参15g，麦冬10g，生石膏（先煎）20g，清半夏9g，枇杷叶10g，茵陈12g，百合10g，炒杏仁9g，炒薏苡仁20g，黛蛤散（包煎）6g，蝉衣10g，僵蚕8g，炒苏子12g，玉蝴蝶6g，甘草6g，桔梗10g。14剂，水煎服。嘱以鲜百合30g少加蜂蜜蒸熟后食之，清肃肺胃之余热。药后咳嗽明显缓解，但仍有乏力、手足心热，遂仍以前方进退，再进14剂，1个月后随访，咳嗽未复发。

辨证要点： 竹叶石膏汤出自《伤寒论》，见于第397条原文："伤寒解后，虚羸少气，气逆欲吐，竹叶石膏汤主之。"《医宗金鉴》云："以大寒之剂，易为清补之方。"王子接《绛雪园古方选注》云："竹叶石膏汤，分走手足二经，而不悖于理者，以胃居中焦，分行津液于各脏，补胃泻肺，有补母泻子之义也。竹叶、石膏、麦冬泻肺之热，人参、半夏、炙草平胃之逆，复以粳米缓于中，使诸药得成清化之功，是亦白虎、越婢、麦冬三汤变方也"。该方在原文中治疗伤寒、温病、暑病之后，余热未清，气津两伤之证，是滋阴清热的常用方剂。本案患者年事已高，素有肺病，肺气虚不能布津而成痰，肺阴虚而虚火灼津为痰，痰浊阻滞，肺气不降而上逆作咳，除咳嗽、咯痰外尚伴有手足心热，以早上9时和下午4~5时显著，按照《内经》中脏腑与时辰的配属关系，晨起7~9时属脾胃，午后4~5时属肺，此时手足心热盛表明肺胃阴虚，虚火内盛，故选用竹叶石膏汤加减，滋阴益气，清热润肺，止咳化痰。药用西洋参、南沙参、麦冬、百合、生石膏甘寒滋阴，辛寒清热；枇杷叶、炒杏仁、桔梗宣肃肺气，润肺止咳；炒薏苡仁、黛蛤散、清半夏、炒苏子健脾燥湿化痰，清肝降逆；茵陈、玉蝴蝶、甘草清热解毒利咽；蝉衣、僵蚕调气，化痰，散热。诸药共奏滋阴清热、润肺止咳、化痰降逆、清热解毒利咽、疏理气机之功，肺气得清，故而取效。

半夏麻黄丸治疗气管炎咳嗽

王某，男，49岁，北京人，主因咳嗽、心悸5年，加重2个月，于2009年2月初诊。患者原有慢性支气管炎病史，每年入冬即发咳嗽，气喘，心悸，今年入冬以来，感冒后出现咳嗽，感冒愈后自觉心悸不宁，心电图检查尚正常，食欲欠佳，大便正常，舌淡，苔白滑，脉弦滑。证属痰饮犯肺扰心，治以宣肺化痰，宁心。方以半夏麻黄丸加味治疗，药用法半夏12g，炙麻黄10g，远志15g，陈皮12g，炒杏仁10g，厚朴12g，砂仁（后下）12g，炒苏子12g，炒莱菔子12g，前胡12g，紫石英15g。7剂，水煎服。

二诊：药后咳嗽减轻，心悸偶发，续配一方，以巩固之。

辨证要点：半夏麻黄丸出自《金匮要略》，原文曰："心下悸者，半夏麻黄丸主之。"是治疗水停心下、心下悸的方子。尤在泾在《金匮要略心典》中曰："此治饮气抑其阳气者之法。半夏蠲饮气，麻黄发阳气，妙在作丸与服，缓以图之，则麻黄之辛甘，不能发越津气，而但升引阳气。即半夏之苦辛，亦不特蠲除饮气，而并和养中气。"本案患者原有咳嗽病史，现出现心下悸、苔白、脉滑症状，乃痰饮阻肺凌心所致，故以半夏麻黄丸加味，宣肺化痰逐饮，宁心安神。方中以半夏、麻黄配陈皮、炒莱菔子、炒苏子、前胡、炒杏仁化痰散结，宣肺降气，配远志、紫石英宣肺化痰宁心，配厚朴、砂仁健脾和胃以化生水谷精微之气，补充肺气、心气。依此服用两次，症状即消失，说明经方运用精当，即获奇效。

咳
嗽

5

哮 喘

哮喘包括哮和喘，哮必兼喘，故一般通称哮喘，是一种突然发作，以呼吸喘促、喉间哮鸣有声为临床特征的疾病。痰浊内伏是哮喘的宿根，感受外邪和饮食不当是哮喘的诱发因素。中医早在《内经》中就有对哮喘的论述，汉代张仲景又提出了许多处方，至今仍为大家所应用，如小青龙汤、越婢加半夏汤、射干麻黄汤、麻杏石甘汤等。迫至明清，对本病的认识逐渐深入，针对哮喘主要应分辨两个方面：一是分辨痰之寒热，分清是寒痰还是热痰；二是要分辨肺、脾、肾，是何脏之虚，肺气虚自汗畏风，脾气虚食少便溏，肾气虚腰酸耳鸣。治疗上，因为痰浊是本病的宿根，故宣肺豁痰是重点，并根据痰之属性，或宣肺散寒，或宣肺清热。调理五脏则应从肺、脾、肾入手，区别不同的证候，补肺，健脾益气，补肾或肺肾双补。

小陷胸汤治疗哮喘

王某，男，主因咳喘，咳吐白痰3年，于2010年3月初诊。患者自3年前开始出现胸闷、喘息、咳嗽、咯痰，偶有胸痛，曾服中药，后一直服氨茶碱维持，睡眠差，每晚服地西泮（安定）1片，双下肢无力，双手颤，口干，食欲不振，偶有耳鸣，舌暗红，苔黄厚腻，脉浮滑。诊断为哮喘，证属痰湿内阻，肺脾两虚，本虚标实，治以宽胸涤痰，化痰止喘。方用小陷胸汤加减，药用瓜蒌30g，黄连8g，清半夏9g，茯苓15g，炒杏仁9g，炒薏苡仁30g，厚朴12g，枇杷叶12g，前胡12g，旋覆花（包煎）9g，葶苈子（包煎）15g，黛蛤散（包煎）6g，紫菀12g，桃仁10g，炒莱菔子15g，甘草6g。7剂，水煎服。药后症状明显减轻。继以上法治疗3个月，哮喘基本控制。

辨证要点： 小陷胸汤为治疗痰热互结之小结胸病的主方。小结胸病既有痞证的胃脘痞闷感，又有大陷胸证的胸膈疼痛感，是介于两者之间的疾病，故名小结胸。由于病位的关系，小结胸病的病势向上可影响肺气，使肺失宣降而咳喘痰鸣，向下可涉及胃肠，使胃气不降而胸脘痞闷，按之则痛，故以小陷胸汤清化痰热，散结消痞。本案虽诊断为哮喘，但与小结胸病病机相同，属异病同治。方中瓜蒌甘寒清润，清热化痰，润肠通便，又能理气宽胸，通痹散结，是为君药；黄连取其苦寒，助瓜蒌清热降火，开心下热结，是为臣药；半夏取其辛燥，助瓜蒌化痰宽胸，通心下之结，是为佐药。黄连与半夏相合，一苦一辛，辛开苦降；半夏与瓜蒌相伍，一燥一润，相反相成。然患者又有卧不安，手颤，下肢浮肿，为水气凌心，故用葶苈子、茯苓泻肺利水平喘，薏苡仁利湿清热。纳少、口干为肺脾气机失调，疏泄失司，故用杏仁、厚朴、枇杷叶、前胡、紫菀等清热化痰，疏利气机，旋覆花降气化痰，莱菔子行气化痰，桃仁活血，黛蛤散清肝化痰平喘，甘草调和诸药。本方寒热并举，阴阳两用，突出了结构简捷、配伍严谨的特点，体现了清热化痰、辛开苦降之法，为清热涤痰、宽胸散结之良方。

小青龙汤治疗哮喘

徐某，女，49岁，于1992年2月30日初诊。患者患喘哮数年，反复不愈，去年入冬以来，因受寒而复发，刻下症见喘促，喉中有哮鸣声，胸膈满闷，咳嗽，咳白色泡沫痰，面色晦暗，形寒怕冷，后背寒冷如掌大，舌苔白滑而润，脉细弦。证属寒饮伏肺，肺失宣降，上逆而喘，治以温肺散寒，化痰平喘。方用小青龙汤加减，药用蜜炙麻黄6g，桂枝6g，细辛3g，淡干姜3g，五味子5g，法半夏10g，厚朴12g，砂仁（后下）12g，白前10g，炒杏仁10g，橘皮6g，紫菀10g，款冬花10g，炒苏子10g，炙甘草3g。7剂，每日1剂，水煎服。

二诊：药后喘哮、胸膈满闷消失，形寒怕冷减轻，痰少，色白稀薄，既已中的，治守原意，继服原方7剂，以资巩固。

辨证要点：《伤寒论》原文："伤寒表不解，心下有水气，干呕发热而咳，或渴，或利，或噎，或小便不利，少腹满，或喘者，小青龙汤主之。"喻昌在《医门法律》中曰："小青龙一方，世但知为发表之轻剂，全不知其为利小水而设……《金匮》治支饮五方，总不出小青龙一方为加减，取其开通水道，千里不留行耳。"小青龙汤温肺散寒，化痰平喘，是治疗外寒内哮的代表方。本案患者哮喘数年不愈，素有风痰内伏，遇寒即发，证候表现为咯痰稀薄，色白有泡沫，素日喜热饮，形寒怕冷，背部尤甚，苔白滑而润，系寒饮伏肺，阻滞气道，肺气升降不利，证属寒哮无疑。故用小青龙汤，仅服7剂，哮喘即平，巩固1周，病即稳定不发，可谓效如桴鼓。路老治疗本病，重视脏腑病机和寒热虚实之间的相互转化，哮喘病位在肺，但与脾、肾、肝、大肠等亦密切相关，如脾不能输布水津，肾不能蒸化水液，均可致津液汇聚成痰，上输于肺，成为发病的潜在病理因素。饮食不当者病源于脾，而素质不强不能纳气者则多以肾为主，本案处方多脏兼顾，故药后收到很好的效果。

鼻衄

鼻衄为鼻出血，其病因主要是肺、胃、肝、心等脏腑之火偏盛，迫血妄行，以致血溢清道，从鼻孔流出，少数患者由于肾虚精亏或气虚不能摄血，也可形成鼻衄。早在《内经》就有衄衄的记载，《素问·五常政大论篇》曰："少阴司天，热气下临，肺气上从……喘，呕，寒热，嚏，衄衄，鼻窒。"《伤寒论》中又有外感病致衄的论述。《诸病源候论》首先提出鼻衄的病名，并强调火热是导致鼻衄的原因。唐代《备急千金要方》记载了治疗鼻衄的方剂。明代戴思恭《证治要诀》认为鼻衄主要由肺胃热盛所致。张景岳则认为阴虚火旺也可导致鼻衄。清代《类证治裁》则认为鼻衄也有阳虚所致者，提出暴衄治疗当清火，久衄治疗则应以滋养为主。路老认为，鼻衄一证，多数为热，但不拘泥，肺火、胃火、肝火、心火妄动亦可导致鼻衄，虚者则主要是肾虚和气血不足，临证可根据病因参酌辨证，不可拘泥一法一方。

大黄黄连泻心汤治疗鼻衄

周某，女，22岁，于1979年7月21日初诊。患者鼻出血1周，量多色红，心烦心悸，胸闷气短，舌红，苔薄，脉弦细数。治以泻热凉血。方以大黄黄连泻心汤加味，药用大黄（后下）10g，黄芩12g，黄连12g，白茅根15g，牛膝15g。3剂，水煎服，每日1剂。

二诊：药后未见出血，但仍觉气短，继以上方加入太子参12g，白芍12g，继服3剂。

三诊：心悸、气短减轻，继续给予上方3剂调理而愈。

辨证要点：大黄黄连泻心汤出自《伤寒论》，原文曰："心下痞，按之濡，其脉关上浮者，大黄黄连泻心汤主之。"该方具有苦寒泻火、消痞的作用。心主血属火，肺主气属金，开窍于鼻，心脉连肺，肺脉贯心，本案患者心经蕴热，故现心悸心烦，热灼肺府，则胸闷气短，热伤血络，迫血妄行则鼻出血，上症皆属心火刑肺，灼伤血络，治宜泻热凉血。药用大黄泻营分之热，黄芩、黄连泻气分之热，加白茅根凉血止血，牛膝引火下行。诸药共奏清热泻火、凉血止血之功，故药后鼻衄即缓解。

心 悸

心悸是临床常见病症之一，虚者多为脏腑气血阴阳亏虚，实者多因痰饮、瘀血、火邪内扰而致。痰热扰心出现心悸时发时止，胸闷烦躁，口苦，大便秘结，小便短赤，舌红，苔黄腻，脉弦滑，治以清热化痰，宁心安神；痰热日久易耗气伤阴，加重心悸，反复发作，当予气阴双补，以扶正祛邪。

小陷胸汤治疗心悸

程某某，男，38岁，汉族，已婚，北京人，主因心悸、心前区疼痛2年，尿频、尿痛1年半，于2009年1月21日初诊。患者2年前患包皮炎，口服2个月西药后出现心悸，心慌，心前区时痛，左颈动脉搏动明显，不能左侧卧位，曾在宣武医院就诊，诊断为心动过速，给予酒石酸美托洛尔（倍他乐克）治疗，无明显好转，1年半来出现尿频，尿痛，尿道烧灼感，西医诊断为前列腺炎，包皮炎，曾服用2个月西药，效果不佳。就诊时症见心悸，心慌，心前区时痛，尿频，尿道烧灼感，腰痛难忍，脚后跟痛，心情烦躁，大便2~3天1次，排便少，不畅，睡眠易醒，醒后难入睡，每天睡眠2~4小时，纳食呆滞，常喝减肥通便茶，舌质红，苔薄黄，沉滑数。证属痰热结胸，下移小肠，治以宽胸涤痰，清心导赤。处方：瓜蒌15g，清半夏9g，黄连8g，栀子8g，淡豆豉10g，麦冬10g，生地黄12g，淡竹叶10g，浮小麦20g，益智仁9g，肉桂3g，益母草12g，八月札12g，甘草6g。14剂，水煎服。

药后症减，嘱原方再进14剂以资巩固，随访3个月未发。

辨证要点：小陷胸汤在《伤寒论》中主要治疗伤寒表证误下，邪热内陷，痰热结于心下的小陷胸病。《古今名医方论》阐述小陷胸汤之功效为："以半夏之辛散之，黄连之苦泻之，瓜蒌之苦润涤之。"本案患者心悸，心前区时痛，心情烦躁，舌红，苔薄黄，脉沉滑数，正为痰热内结之证，但由于病程日久，热移小肠，故出现尿频，尿灼痛感，病因未除，反复发作。痰热日久伤阴，出现大便干、心悸、心慌之症。药用瓜蒌清热化痰；黄连泻热降火；半夏降逆消痞，辛开苦降，清热涤痰，散结开痞；栀子、淡豆豉清心除烦；生地黄、麦冬、淡竹叶、浮小麦、益智仁滋阴补虚，清心导赤；益母草、八月札调畅气机；少佐肉桂 3g 引火下行，导小便从尿道而出；甘草调和诸药。路老灵活应用古方，辨证精准，故取得良好疗效。

胸 痹

胸痹是指以胸部闷痛，甚至胸痛彻背，喘息不得卧为主要表现的一种疾病，轻者感觉胸闷，呼吸欠畅，重者则有胸痛，严重者心痛彻背，背痛彻心。张仲景《金匮要略》中把胸痹的病机归纳为"阳微阴弦，胸痹而痛"，即阴寒内盛，痹阻胸阳而致胸痛。本病多与寒邪内侵、饮食失调、情志失节、劳倦内伤、年迈体虚等因素有关。其主要病机为心脉痹阻，病位在心，涉及肝、脾、肾、肺以及气血阴阳诸不足。心脉失养，不荣则痛；气滞、血瘀、寒凝、痰湿等痹阻心脉，不通则痛。痰浊闭阻者，宜通阳泄浊，豁痰宣痹；气滞心胸者，宜疏肝理气，活血通络；寒凝心脉者，宜辛温散寒，宣痹通阳；气阴两虚者，宜益气养阴，活血通脉；心血瘀阻者，宜活血化瘀，通脉止痛。总之，审慎病机是治疗本病的关键。

瓜蒌薤白半夏汤治疗胸痹两例

案例1：唐某，男，56岁，北京人，主因发作性胸闷半年，于2007年12月15日初诊。患者半年前无明显诱因出现胸部憋闷，隐痛，气短，出汗，到阜外医院就诊，怀疑"冠心病"，经冠脉造影检查确诊为冠心病，遂予放置支架，同时给予硝酸异山梨酯片（消心痛）、硝苯地平控释片（拜新同）等药物治疗。经治疗后每日仍有胸闷发作，持续时间为10~60分钟，需服速效救心丸及活动、嗳气后胸闷方可缓解，曾在北医三院检查示右上肺慢性炎症改变，主动脉局部动脉瘤，经多家医院会诊，考虑胸闷阵发、嗳气则缓与此检查结果无明显关系。刻下症见胸闷每日频发，间隔10~60分钟，伴胸部隐痛，微汗出，每需含服速效救心丸并活动后出现嗳气，胸闷等症状方可缓解。伴有困乏无力，口干喜饮，活动后口干愈甚，腰腿酸痛，反复口舌溃疡，口黏口苦，进食刺激性食物即口舌疼痛，咳出黏痰，黑黄色，纳可，喜饮，大便日行1次，小便调，面色晦滞，舌体胖大，质暗红，舌面多裂痕，苔白腻，脉弦滑。中医诊断：胸痹。西医诊断：冠心病。治以宽胸涤痰，和胃降逆。处方：瓜蒌20g，薤白10g，郁金12g，石菖蒲12g，竹半夏12g，胆南星8g，厚朴12g，旋覆花（包煎）10g，炒三仙各12g，炒枳实15g，黄连8g，砂仁（后下）10g，炒杏仁 9g，炒薏苡仁 30g，六一散（包煎）30g，藿梗（后下）10g，苏梗（后下）10g。14 剂，水煎服。茶饮方：竹节参 12g，郁金 10g，玉蝴蝶 6g，醋延胡索 12g，茯苓 20g，炒川楝子 10g，三七粉（冲服）2g。14 剂，代茶饮。

二诊： 2008 年 2 月 4 日。服上药 14 剂，初胸闷、胸痛、气短等症状均明显减轻，但停药 1 个月后诸症复作。刻下症见胸闷气短，打嗝后则舒，胸闷一般持续 30 分钟，食管部灼热，痰多，色黑质稠，咳嗽，口干，夜间醒后尤甚，胃脘胀满，纳呆，大便 3 日 1 次，便稍干，舌体胖大，质淡紫，苔灰褐色，脉弦滑。仍系痰热壅肺，胃失和降所致。上方去藿梗、苏梗、砂仁，加川贝 10g，枇杷叶 12g，黛蛤散（包煎）8g，竹沥汁 30ml。14 剂，水煎服。

三诊： 2008 年 2 月 26 日。药后胸闷、气短明显好转，自觉胃中不舒，似有气上冲而感憋气，胸闷，口干，喜饮水，量多（喜饮绿茶），双目干涩，鼻中亦干涩，头晕眩已 20 余天，既往有颈椎病史，现行牵引治疗，治疗后眩晕好转，疲乏无力，精神不振，大便 2~3 日 1 次，稍干，时打嗝后胸闷减轻，食管灼热感消失，仍咯痰，质黏，时咳嗽，色黄或黑，睡眠不佳，易醒多梦，多虑善思，纳食不馨，食量少，小便量多、味重，舌体胖大而厚，质暗红，苔薄稍黄而少津，脉弦滑。平素既怕热又畏寒，稍受热则身体汗出量多。治以原方加减。处方：瓜蒌 30g，薤白 10g，广郁金 12g，石菖蒲 12g，竹半夏 12g，胆南星 8g，白僵蚕 10g，川厚朴 12g，旋覆花（包煎）10g，葶苈子（包煎）12g，炒三仙各 12g，砂仁（后下）10g，炒枳实 15g，茵陈 12g，醋延胡索 12g，川楝子 10g。14 剂，水煎服。

药后胸闷、气短症状消失，余症亦有所减轻。

辨证要点：《金匮要略》曰："胸痹不得卧，心痛彻背者，瓜蒌薤白半夏汤主之。"《金匮要略心典·卷中·胸痹心痛短气病脉证治第九》曰："胸痹不得卧，是肺气上而不下也；心痛彻背，是心气塞而不和也，其痹为尤甚矣。所以然者，有痰饮以为之援也，故于胸痹药中，加半夏以逐痰饮。"《医学衷中参西录·论心病治法》曰："每当交睫于甫睡之时，其心中即惊悸而醒，此多因心下停有痰饮。"本案患者胸闷伴胸部隐痛，微汗出，兼困乏无力，口干喜饮，活动后口干愈甚，腰腿酸痛，反复口舌溃疡，口黏口苦，进食刺激性食物即口舌疼痛，咳出黏痰，黑黄色，面色晦滞，舌体胖大，质暗红，舌面有裂纹，苔白腻。证属胸阳不振，痰浊瘀阻。治以宽胸涤痰，和胃降逆。方以瓜蒌、薤白、郁金、石菖蒲、竹半夏、胆南星、旋覆花宣痹通阳，化痰降浊；炒杏仁、砂仁、炒薏苡仁畅三焦之气而化湿浊；藿梗、苏梗、厚朴芳化祛湿，理气化浊；炒三仙、炒枳实消食导滞；黄连、六一散清热利湿。全方共奏宣痹通阳、化痰降浊、清利湿热之功。

案例2：宋某某，女，70岁，汉族，已婚，北京人，主因胃病27年，冠心病11年，于2008年8月6日初诊。患者1981年因胃病到医院检查，确诊为浅表性胃炎，后经常发作胃痛，进餐后打嗝、嗳气，每进食硬、凉、辣及油腻食物即发病，间断服用治疗胃病药物，病情时好时坏，11年前出现心绞痛，诊断为冠心病，有时胃痛或胃脘不适可伴发左肩下疼痛，1998年因胆结石行胆囊切除术。刻下症见颜面、眼睑浮肿，餐后胃痛、打嗝，纳食减少，睡眠可，大便正常，近日来早晨咽部有痰，白黏，舌红，苔薄黄腻，脉弦细。中医诊断为胃心痛，证属湿浊中阻，治以肃肺化痰，和胃降浊。处方：瓜蒌20g，薤白10g，清半夏9g，太子参15g，炒杏仁9g，炒薏苡仁30g，厚朴花12g，苏梗、荷梗（后下）各12g，桔梗10g，生谷芽、生麦芽各30g，炒神曲12g，醋香附9g，炙甘草8g，生姜1片。14剂。

药后诸症好转，遂以上方进退，1个月后未复发，多年顽疾消除。

辨证要点： 瓜蒌薤白半夏汤出自《金匮要略》，原文曰："胸痹不得卧，心痛彻背者，瓜蒌薤白半夏汤主之。"该方通阳散结，祛痰宽胸，主治痰浊壅盛而致的胸痹。成无己《伤寒明理论》曰："其气虚者，由阳气虚弱，心下空虚，内动而为悸。"本案患者因胃病反复发作，痰浊内蕴，气机不畅而致心脉瘀阻，血行不畅发为胸痹。主要病因为痰浊中阻，故用瓜蒌薤白半夏汤加减治疗。方用瓜蒌、半夏祛痰宽胸，和胃降逆；薤白通阳散结；炒薏苡仁、苏梗、荷梗、厚朴花健脾利湿，下气除胀；生谷芽、生麦芽以及炒神曲消食和胃；桔梗、杏仁化痰利咽；香附调畅气机；太子参补气健脾；甘草调和诸药；生姜合半夏降逆和胃。全方化痰和胃，通阳宽胸散结，是治疗胸痹的有效方剂。

小陷胸汤治疗胸痹两例

案例1：陈某，男，53岁，北京某公司经理，主因胸闷5年，于2008年1月15日初诊。患者5年前因工作紧张出现胸闷憋气，经中西医治疗不效前来求诊。刻下症见胸闷憋气，咯痰，量少，色淡黄，恶热喜凉，大便黏滞，纳馨寐安，形体丰腴，体重210斤，面色浮红，舌体胖，质紫暗，舌尖红，苔薄白，脉沉滑。既往有糖尿病、高血压、高脂血症、乙肝病史。平素血压偏高，约为145/100mmHg，血糖、血脂控制均不理想。此患者为痰湿之体，平素工作紧张，饮食肥厚，必生痰热。四诊合参，乃痰（湿）热为患，病在上、中二焦，属痰湿内盛，蕴久化热，痰热交阻，气机郁闭之证。治当宽胸涤痰，平胃化

胸痹

13

饮。方选小陷胸汤合菖蒲六味饮化裁。药用瓜蒌20g，竹半夏12g，黄连10g，石菖蒲12g，郁金12g，太子参15g，竹节参12g，生白术15g，茯苓30g，炒杏仁9g，炒薏苡仁30g，厚朴花12g，荷叶（后下）12g，炒三仙各12g，泽泻15g，炒莱菔子15g，藿梗、苏梗（后下）各9g。14剂，水煎温服。

二诊：2周后复诊，胸闷减轻，痰量减少，进食量多，大便爽利，每日1行，小便频急，无尿痛、灼热，舌体胖，质暗滞，苔薄黄，脉沉滑。药后热清痰化，气机畅通，上方既效，守方加减，去荷叶及藿梗、苏梗，加醋莪术12g，槟榔片10g。同时予茶饮方以加强运脾化饮之效，茶饮方：生白术30g，泽泻15g，玉米须30g，草决明15g，炒枳壳15g，砂仁（后下）10g，荷叶20g，车前草15g。14剂。

三诊：患者胸闷症状基本消失，有少量白痰，小便频急好转，纳食量多，大便调畅，时感疲乏嗜睡，余无明显不适，舌胖大，质暗，苔黄略腻，脉沉滑。治宗前法，以原方加减，上方去荷叶及藿梗、苏梗，生白术改20g，加虎杖18g，茶饮方中荷叶改30g。再进14剂，诸症消失。

辨证要点：小陷胸汤乃仲景专为小结胸证而设，主要病机为痰热互结于心下，本例患者仅见胸闷憋气，而无按之痛，属痰热交阻之胸痹，二者病名虽异，病机却同，提示我们临证要抓住病证的本质，治病求本，用药准确，定能获效，体现了中医学异病同治的思想。方中瓜蒌、竹半夏、黄连三味名小陷胸汤，功能清热化痰宽胸，辛开苦降散结；石菖蒲、郁金除痰开窍，理气化湿，以助化痰宽胸之力；太子参、竹节参、生白术、茯苓、炒薏苡仁、炒三仙、莱菔子健运脾胃，化湿和中；厚朴花、荷叶、藿梗、苏梗芳香化浊，理气醒脾，共治生痰之源；炒杏仁辛宣润降，开提上焦肺气，以助化痰开结；泽泻走下焦，清热利湿，使湿邪从下而出。诸药配伍，三焦同治，标本兼顾，有清热化痰、理气宽胸之功。

案例2：陈某某，男，53岁，汉族，大兴旧宫人，主因胸闷5年于2008年1月15日初诊。患者5年前因工作紧张感胸闷，少痰，痰为浅黄色，易咳出。平素喜饮功夫茶，纳馨，因体胖希望服中药减肥。大便日1次，有不尽感，小便可，夏季喜空调。既往史：幼时患急性肾炎，平素血压偏高，为145/100mmHg，有糖尿病、高血压、高脂血症、乙肝小三阳病史。体重210斤，身高1.7米，形体丰腴，痰湿之质，面色浮红，舌体胖，质暗，舌尖红，苔薄白，脉沉滑。先以宽胸涤痰、平胃化饮以治标，方选小陷胸汤加减。药用瓜蒌20g，竹半夏12g，黄连10g，竹节参12g，太子参15g，石菖蒲12g，郁金12g，炒杏仁9g，炒薏苡仁30g，厚朴花12g，泽泻15g，茯苓30g，生白术15g，炒莱菔子15g，藿梗、苏梗（后下）各9g。14剂。

二诊：2008年1月29日。药后胸闷症状好转，痰量减少，痰白易出，睡眠佳，大便爽快，日1次，进食量多，体力正常，小便频急，尿不痛，无灼热感，舌体胖，质暗，苔薄黄，脉沉滑。以上方去藿梗、苏梗，加醋莪术12g，槟榔片10g，14剂。配合茶饮方：生白术30g，泽泻15g，玉米须30g，草决明15g，炒枳壳15g，砂仁（后下）10g，荷叶（后下）12g，车前草15g。代茶饮，14剂。

三诊：2008年2月12日。药后胸闷症状基本消失，痰量进一步减少，色白易出，小便频急亦见好转，时疲乏嗜睡，纳食量多，精力尚充沛，眠可，大便调畅，形体丰腴，余无明显不适，舌体胖，质暗，苔黄略腻，脉沉滑。治宗前法，以原方（1月15日方）加减，去藿梗、苏梗，生白术改20g，加虎杖18g，醋莪术12g，14剂。茶饮方：荷叶改30g，14剂。

辨证要点： 小陷胸汤功能清热化痰，宽胸散结。现代研究表明，小陷胸汤能有效降低患者血糖，调节血脂，为治痰热内盛之代谢综合征良方。方中黄连清热泻火，半夏化痰开结，二药合用，辛开苦降，善治痰热内阻，更以瓜蒌荡热涤痰，宽胸散结，三味药辛开苦降，既消痰热之结，又开气郁之痞。加入炒杏仁、茯苓、生白术、炒薏苡仁、泽泻宣上，建中，畅下，使痰湿从三焦分消；石菖蒲、郁金清热化痰开窍；莱菔子消食化痰；厚朴花、藿梗、苏梗化湿升清；竹节参、太子参益气补虚。全方共奏清热化痰、宽胸散结之功，使痰热得清，脾胃功能得复，诸症得愈。

不　寐

　　不寐,《内经》中称之为"目不瞑""不得眠""不得卧",并认为失眠原因主要有两种:一是其他病症影响,如咳嗽、呕吐、腹满等,使人不得安卧;二是气血阴阳失和,使人不能寐,如《素问·病能论篇》曰:"人有卧而有所不安者,何也? 岐伯曰,脏有所伤及,精有所之寄,则安,故人不能悬其病也。"《素问·逆调论篇》还记载:"胃不和则卧不安",指出:"阳明逆,不得从其道,故不得卧也。"汉代张仲景又明确提出了治疗失眠的方剂,如黄连阿胶汤、酸枣仁汤,至今为人们所沿用。后世不断完善了不寐的病因病机、治疗方法及药物,如明代李中梓就论述了不寐之成因有五:一曰气虚,一曰阴虚,一曰痰滞,一曰水停,一曰胃不和。戴元礼又提出"年高人阳衰不寐"之论。路老认为,引起失眠的原因有多种,或外感,或内伤,外感有风、寒、暑、湿、燥、火,内伤则有肝、心、脾、肺、肾之不同,均可导致失眠。治疗上应掌握如下原则:一是要分清外感、内伤之不同;二是内伤者居多,要注重调整脏腑的气血阴阳,如交通心肾、补益心脾、滋阴降火、疏肝养血、化痰祛湿、和胃化滞等;三是在辨证基础上要加安神镇静的药物,如养血安神药、清心安神药、益气安神药、养阴安神药、镇肝安神药、安神定志药等;四是注重心理疏导。

酸枣仁汤治疗不寐

　　张某,女,35岁,汉族,已婚,张家口人,于2005年6月7日初诊。患者因精神紧张、劳累,3个月来出现夜间烦躁,入睡难,睡中易醒,梦多,晨起眼睑浮肿,精神疲惫,乏力,食少,遇事容易急躁,舌质红,苔薄黄,脉弦数。证属精神紧张,气机郁结,肝气不调,脾气失和,心血不足,郁热扰心,引起虚烦不寐,治以调和肝脾、宁心安神法。方选酸枣仁汤加减,药用炒酸枣仁20g,茯神15g,夜交藤15g,合欢皮12g,川芎6g,远志15g,五味子8g,珍珠母(先煎)20g,炒柏子仁15g,焦栀子6g,素馨花10g,佛手9g,陈皮9g。7剂,水煎服。

　　二诊:服上药后,患者睡眠大有好转,饮食亦有改善,仍乏力,舌脉同前。该患者服药后肝气调,脾胃和,郁热已清,但仍有气血不足之象。继以上方加益气和血之太子参 10g，小麦 15g，炙甘草 8g。7 剂，水煎服。

三诊：服上药后，患者睡眠已基本正常，精神状态亦好转。此为肝脾调，气血和，郁热清，病情已趋于向愈。以益气养阴法巩固，处方：太子参 10g，炒酸枣仁 15g，五味子 8g，柏子仁 12g，炒枳壳 10g，茯神 10g，夜交藤 10g，女贞子 10g，合欢皮 10g。5 剂，水煎服。

半年后随访，病未复发。

辨证要点：《金匮要略》云："虚劳虚烦不得眠，酸枣仁汤主之。"酸枣仁汤治疗阴血不足所致失眠，具有养血安神、清热除烦的作用。清代缪希雍《神农本草经疏》云："酸枣仁实酸平，仁则兼甘，专补肝胆，亦复醒脾。熟则芳香，香气入脾，故能归脾。能补胆气，故能温胆。母子之气相通，故亦主虚烦、烦心不得眠。"本案患者因精神紧张、劳累而致不寐，情志失调伤肝，劳累伤脾，终致肝脾不和，气血不足，不能养心，郁热内扰心神，故心烦失眠。以酸枣仁汤为基本方，养血安神，清热除烦。药用炒酸枣仁、茯神、夜交藤、合欢皮养血安神；远志、五味子、珍珠母、炒柏子仁镇惊、宁心安神；焦栀子清心；川芎、素馨花、佛手、陈皮疏肝活血调气。药后肝脾调，气血和，郁热清，病情已趋于向愈，继以益气养阴法巩固，随访失眠之症已告痊愈。

黄连阿胶汤治疗不寐

张某，女，48 岁。主因失眠、乏力伴汗出 1 个月，于 2008 年 11 月 5 日初诊。症见失眠，入睡困难，易醒，醒后汗出，口鼻干，周身乏力，动则汗出，心慌，纳可，便可，月经量多，色暗红，有血块，舌质暗红，苔薄白，脉沉弦小数。中医诊断：不寐。证属心肾不交，肝肾不足，治以泻南补北，滋养肝肾。方用黄连阿胶汤加减。处方：黄连 8g，阿胶（烊化）8g，炒栀子 8g，炒白芍 12g，西洋参（先煎）10g，南沙参 12g，小麦 30g，黄精 10g，柏子仁 20g，麦冬 10g，生白术 15g，生龙骨、生牡蛎（先煎）各 30g，炒枳实 12g，炙甘草 8g，鸡子黄 1 枚为引。14 剂，水煎服，日 1 剂。

二诊：药后汗出好转，入睡难稍缓，仍夜间 2~3 点易醒，纳可，月经提前，最近每月 2 次，色暗，有血块，大便日 1 次，酸腐。继以前法加减，再服 14 剂，随访半年未发。

辨证要点：黄连阿胶汤出自《伤寒论》，原文曰："少阴病得之二三日以上，心中烦，不得卧，黄连阿胶汤主之。"张锡纯在《医学衷中参西录》中曰："所谓少阴病，乃少阴病中之肾虚兼热者也。夫大易之象，坎上离下为既济，坎为肾而在上者，此言肾当上济以镇心也，离为心而在下者，此言心当下济以暖肾也。至肾素虚者，其真阴之气不能上济以镇心，心火原有摇摇欲动之机，是以少阴之病初得，肾气为伏气所阻，欲上升以济心尤难，故他病之现象犹未呈露，而心中已不胜热象之烦扰而不能安卧矣，是以当治以黄连阿胶汤也。"

本案患者为中年女性，失眠同时伴有乏力、汗出、心慌等症，治以泻南补北，滋养肝肾，以黄连阿胶汤加减化裁。方中黄连、炒栀子清心泻热除烦；阿胶、鸡子黄、白芍滋肾水以养营血；西洋参、南沙参、麦冬、黄精益气滋阴补肾；小麦、柏子仁、生龙骨、生牡蛎敛汗宁心，兼以安神；生白术、炒枳实健脾和中；炙甘草调和诸药。诸药共奏补肾镇心、调和阴阳之功。

柴胡加龙骨牡蛎汤治疗不寐

石某，男，39岁，主因失眠1年余，于2002年5月18日初诊。患者工作较忙，1年来失眠，难以入睡，每晚必服2~3片地西泮（安定）方能入睡，多梦，白天焦虑，心慌，有恐惧感，乏力，手颤难以持物，胸闷心烦，急躁易怒，舌边尖红，苔白腻，脉弦。中医诊断为不寐，证属肝胆气郁，内生痰湿，郁而化热。治以清肝利胆，泻热安神，方以柴胡加龙骨牡蛎汤化裁：柴胡12g，黄芩12g，半夏12g，生龙骨（先煎）20g，生牡蛎（先煎）20g，桂枝8g，茯苓20g，白芍15g，生地黄12g，百合15g，酸枣仁20g，珍珠母（先煎）20g，五味子12g，远志15g，代赭石（先煎）15g，大黄6g。7剂，水煎服。

二诊：患者药后诉说每晚服地西泮（安定）1片即可入睡，焦虑消失，恐惧减轻，手不颤，舌红，苔白，脉弦。药已见效，大法不变，略有进退，前方去大黄、桂枝，加茯神20g。继服14剂。

三诊：自诉焦虑、恐惧感消失，睡眠好转，偶尔服地西泮5mg，舌尖红，苔白略厚，脉弦。前方加陈皮12g，继服14剂后，诸症悉除，未再复诊。

辨证要点：《伤寒论》原文："伤寒八九日，下之，胸满烦惊，小便不利，谵语，一身尽重，不可转侧者，柴胡加龙骨牡蛎汤主之。"本方由小柴胡汤化裁而成，功能和解清热，镇惊安神，治疗少阳枢机不利，心神扰动，烦闷不安的病症。《伤寒来苏集》云："太阳主表，头痛项强为提纲。阳明主里，胃家实为提纲。少阳居半表半里之位，仲景特揭口苦、咽干、目眩为提纲。奇而至当也。盖口、咽、目三者，不可谓之表，又不可谓之里，是表之入里，里之出表处，所谓半表半里也。三者能开能合……恰合枢机之象。"由于少阳病邪在半表半里之间，邪正分争，治疗既要透解半表之邪，又要清泄半里之邪，还要防邪深入，因此不可用汗、吐、下法，只有用和解少阳法才能取效。本案患者失眠 1 年余，伴有焦虑症状，故用柴胡加龙骨牡蛎汤。方中用小柴胡汤（柴胡、黄芩、半夏）和解少阳枢机，扶正祛邪；桂枝通阳和表；大黄泻热清里；生龙骨、生牡蛎、珍珠母、代赭石重镇安神；茯苓宁心安神。本例患者心烦较甚，故用百合、生地黄，取百合地黄汤之意，并加酸枣仁、远志、五味子、白芍等养阴柔肝安神。合方应用，收到满意效果。

不寐

梅核气

《金匮要略》："妇人咽中如有炙脔，半夏厚朴汤主之。"所谓"炙脔"，中医比喻为堵塞咽喉的痰涎，吐之不出，咽之不下，古人称之为"梅核气"。"梅核气"一名首见于宋代《南阳活人书》，主要由情志不畅，肝气郁结，循经上逆，结于咽喉，或乘脾犯胃，运化失司，津液不得输布，凝结成痰，痰气结于咽喉所致。治宜行气解郁，清热化湿，活血利咽，降逆化痰。路老以桔梗甘草汤合半夏厚朴汤治疗本病，取得较好的疗效。

桔梗甘草汤治疗梅核气

胡某，男，37岁，主因咽部不适，咳嗽有痰，吐之不出6~7年，于2008年11月19日初诊。患者有咽炎病史6~7年，咽部不适，咳嗽有痰，吐之不出，咽之不下，感冒后加重，大便日1次，有排不净感，睡眠不实，晚上熬夜，白天有头晕感，饮食可，舌质红，苔薄黄，脉沉弦。1994年患十二指肠溃疡、慢性胃炎，经治疗未复发，2~3年前诊断为脂肪肝。母亲有高血压、脑中风史。中医诊断：梅核气。处方：桔梗10g，生甘草8g，姜半夏12g，厚朴花12g，炒枳实15g，牛蒡子12g，苏梗（后下）12g，枇杷叶12g，炒杏仁9g，炒薏苡仁30g，旋覆花（包煎）10g，凤凰衣10g，木蝴蝶15g，夜交藤30g。7剂，水煎服。

二诊：药后患者咽部不适感减轻，痰减少，仍大便不畅，睡眠不实，上方去苏梗、旋覆花，加虎杖15g，合欢皮20g。7剂，水煎服。

三诊：药后大便通畅，咽部不适感大减，睡眠有所改善，上方加山豆根10g，茯神20g。7剂，水煎服。

四诊：药后诸症基本消失，嘱以木蝴蝶3g、金莲花3g开水冲泡，当茶饮。

辨证要点：《伤寒论》原文："少阴病，二三日，咽痛者，可与甘草汤，不瘥，与桔梗汤。"又《金匮要略》曰："咳而胸满，振寒脉数，咽干不渴，时出浊唾腥臭，久久吐脓如米粥者，为肺痈，桔梗汤主之。"桔梗汤是治疗咽痛的主方。本案患者以咽部不适为主症，又兼有痰咳不出、咽不下症状，属于中医的梅核气，《金匮要略》云："妇人咽中如有炙脔，半夏厚朴汤主之。"故本案以桔梗汤合半夏厚朴汤治疗，方以桔梗、甘草宣肺利咽解毒；半夏、厚朴花、枳实燥湿化痰，降气；牛蒡子、木蝴蝶、凤凰衣清热解毒利咽；苏梗、旋覆花、枇杷叶、炒杏仁降肺气化痰；薏苡仁淡渗利湿；夜交藤安神。诸药合用，宣肺和胃，降气畅中，利咽祛湿，化痰解毒，故药后收到满意效果。

梅核气

胃 痛

　　胃为水谷之海，五脏六腑之大源，凡饮食不节，饥饱失常，或冷热不适等皆能直接影响胃之功能而使之发生病变，或加重病情。胃痛，又称胃脘痛，以上腹胃脘部近心窝处经常发生疼痛为主症，常由寒邪客胃、饮食伤胃、肝气犯胃、脾胃虚弱而引起。肝与胃是木土相克的关系，若忧思恼怒，气郁伤肝，肝气横逆，势必乘脾犯胃，致气机阻滞，胃失和降而痛。治以理气和胃止痛为主，进一步审证求因，辨证施治。

黄芪桂枝五物汤治疗胃痛

　　李某某，女，40岁，主因胃痛20年，类风湿关节炎4年，于2008年12月17日初诊。自述从年轻时即经常痉挛性胃痛，与着急、生气有关，2004年经胃镜检查示浅表性胃炎，曾服中成药，症状稍缓，2004年底出现双膝、脚踝、腕关节肿胀及疼痛，化验类风湿相关各项指标正常，血沉快，曾服羟氯喹、甲氨蝶呤等，又服中药汤剂2年，症状稍缓，但仍有游走性疼痛，偶有左膝关节胀，肩关节疼痛，肘关节偶疼，吃药效果不佳，停药1年半（曾服激素5个月，2008年1月至6月），2008年6月20日行蜂疗。现饮食、二便正常，走路快时胃部疼痛，自2004年闭经至今，常有气短，睡眠正常，舌体胖，质红，苔薄黄，脉沉细。患乙肝小三阳15年。证属肝胃不和，气血失养，治以益气养血以荣筋，温中疏肝以和胃。方选黄芪桂枝五物汤加减，药用太子参12g，生黄芪18g，当归12g，桂枝10g，炒白芍18g，生白术15g，甘松8g，九香虫10g，炒桑枝20g，地龙12g，穿山甲10g（现以他药代之），延胡索12g，络石藤15g，蒲公英25g，炙甘草6g。14剂。药后胃痛缓解，关节疼痛亦减轻，继以上法调理。

　　辨证要点：《金匮要略·血痹虚劳病脉证并治第六》曰："血痹阴阳俱微，寸口关上微，尺中小紧，外证身体不仁，如风痹状，黄芪桂枝五物汤主之。"该方本为血痹而设，具有益气温经、和营通痹的功效。清代王子接《绛雪园古方选注》云："桂枝、甘草辛甘化阳，助太阳融会肌气，芍药、甘草酸甘化阴，启少阴奠安营血……一表一里，一阴一阳，故谓之和。"体现了"和"的内涵与精髓。胃痛常因寒邪、饮食、肝气及脾虚而起，各类证型往往不是单独出现或一成不变。本案患者胃痛与生气、着急有关，可见肝气过盛，易横逆犯胃，且经年多关节疼痛，素有寒湿之邪滞于体内，并常有气短，舌体胖，质红，苔薄黄，脉沉细，故系气虚，阴血失养，属虚实互见，寒热错杂，故选用黄芪桂枝五物汤以益气温经，疏肝和胃。《金匮要略方论本义》曰："以黄芪为主固表补中，佐以大枣，以桂枝治卫升阳，佐以生姜，以芍药入荣理血，共成厥美。五物而荣卫兼理，且表荣卫、里胃阳亦兼理矣。推之中风于皮肤肌肉者，亦兼理矣，固不必多求他法也。"方中太子参益气养阴，重于补益肺脾之气；黄芪甘温益气，补在表之卫气；桂枝散风寒而温经通痹，与黄芪配伍，益气温阳，和血通经，桂枝得黄芪益气而振奋卫阳，黄芪得桂枝固表而不致留邪；当归补血活血，白芍养血和营而通血痹，与桂枝合用，调营卫而和表里；生白术健脾益气；甘松温而不热，甘而不滞，其气芳香悦脾，其性温通能行气止痛；九香虫行气止痛，温肾壮阳；桑枝祛风湿，利关节，行水气；地龙、穿山甲通络止痛；延胡索疏肝理气止痛；络石藤祛风通络；蒲公英清热散结；炙甘草调和补中。诸药合用，共奏益气养血、荣筋治络、温中疏肝以和胃之功。由于辨证精当，药中病机，故药后收到较好效果。

痞 满

痞满是由表邪内陷、饮食不节、痰湿阻滞、情志失调、脾胃虚弱等导致脾胃功能失调，升降失司，胃气壅塞而成的以胸脘痞塞满闷不舒、按之柔软、压之不痛、视之无胀大之形为主要临床特征的一种病症。路老认为脾气虚弱是其本，饮食不节、寒凉无度是其主要诱因。"脾气虚"一词出自《内经》，如《灵枢·天年》篇中有"七十岁，脾气虚，皮肤枯"的论述，其后历代医家对脾气虚证进行了深入研究及发挥，指出脾主运化，是气血生化之源，为后天之本，若先天禀赋不足，或素体脾胃虚弱，或后天失于调养，或饮食不节，饥饱失常，或劳倦过度，忧思日久，损伤脾胃，或年老体衰，或大病、久病之后，元气未复，失于调养，均可使脾气亏虚，运化功能失常，导致气血生化乏源，形成脾气虚证。汉代张仲景《伤寒论》中提出："满而不痛者，此为痞。"并提出了大黄黄连泻心汤、附子泻心汤、半夏泻心汤、生姜泻心汤、甘草泻心汤五个治疗痞满的泻心汤，为后世治疗痞满之经典方。痞满之部位，实际是指脾胃中焦而言，其病机主要是脾胃虚寒，内外之邪趁机袭之，使脾之清阳不升，胃之浊阴不降。治疗上一般多用调理升降、理气通导的药物，但要首先分辨虚实，虚者补之，实者泻之，因本病虚实夹杂为多，故消补兼施、补泻并用为常用之法。

半夏泻心汤治疗痞满

宋某，男，34 岁，北京人，主因脘腹胀满 10 余天，于 2008 年 9 月 10 日初诊。患者于 10 天前无明显诱因出现腹胀伴嗳气，食后加重，以致不敢多食，仅中午吃一顿饭，肠鸣，大便次数多，但排便很少，质黏，夜尿多，睡眠不实，次日仍觉困乏，偶心慌，双下肢及后背酸痛，面色暗，舌体瘦，质红，苔薄黄，脉沉细弱。中医诊断为痞证，证属湿热中阻，气机悖逆。治以半夏泻心汤加减。处方：半夏 10g，太子参 15g，炮姜 10g，黄连 10g，黄芩 10g，藿梗、苏梗（后下）各 12g，炒苍术 12g，厚朴 12g，炒杏仁 9g，炒薏苡仁 30g，广木香 10g，焦槟片 10g，陈皮 10g，甘草 6g。10 剂，水煎服。药后腹胀减轻，大便顺畅，食欲好转，继以上方化裁 10 剂，诸症告愈。

辨证要点： 张仲景在《伤寒论》中提出痞的基本概念："但满而不痛者，此为痞，柴胡不中与之，宜半夏泻心汤。"《太平圣惠方》卷第八《辨太阳病形证》曰："太阳病汗出后，胃中不和，心下痞坚，干噫食臭，胁下有水气，腹中雷鸣而痢，宜半夏泻心汤。"清代柯琴《伤寒来苏集》中谈及痞证云："痞因寒热之气互结而成。"清代唐容川《金匮要略浅注补正》卷八亦云："呕而肠鸣，并无下利，心下痞，不因误下，何以上下之阻隔若是。盖因饮停心下，上逆为呕，下干为肠鸣，饮不除则痞不消，欲蠲饮，必资中气。"清代程应旄认为该方证的病机是："热邪挟水饮，尚未成实。"清代秦之祯则认为诸泻心汤病证"皆是痰饮作祸"。本方原治因误下而成的痞证。心下指胃脘，痞指气机塞滞，满而不痛，按之濡软。痞满是脾胃肠病症中较为常见的症状，多见于西医学中的十二指肠胃反流、糖尿病胃轻瘫、胃下垂、功能性消化不良等疾病。本病分虚实两种，病程较长，起病缓，时轻时重，反复发作。因寒热互结，脾胃失和而致，胃气不降则呕吐，脾气不升则下利。病机为中虚，寒热互结，气机结滞，升降失常。治宜补其不足，调其寒热，开其结滞，复其升降。

本案患者腹胀伴嗳气，食后加重，以致不敢多食，肠鸣，大便次数多，面色暗，舌体瘦，质红，苔薄黄，脉沉细弱，病机虚实夹杂，湿热中阻，气机悖逆，故以半夏泻心汤消补兼施。半夏苦辛温燥，善能散结消痞，和胃降逆；炮姜辛热，温中散寒，助半夏温胃消痞以和阴；黄连、黄芩苦寒清降，清泻里热以和阳；藿梗、苏梗、炒苍术、厚朴、炒杏仁、炒薏苡仁、广木香、焦榔片、陈皮理气健脾，祛湿化痰；太子参、甘草健脾益气，补虚和中，兼生津液；甘草调和诸药。寒热得除，气机通畅，痞、呕、利等症自愈。

理中丸治疗痞满

马某，女，55岁，已婚，天津人，主因晨起后腹胀，受凉后便溏2个月，于2008年9月3初诊。患者近2个月来，出现腹胀，以晨起为重，受凉后便溏，困乏，怕冷，手指关节痛，饮食可，双腿无力，平时大便干，日1次，食用凉食物则便溏，舌质暗红，苔薄白，脉弦细滑。证属脾胃虚寒，运化失常，气血不足，湿浊内蕴，治以温中健脾，行气化湿。处方：党参12g，炒白术18g，炮姜10g，淡附片（先煎）6g，厚朴12g，陈皮10g，娑罗子9g，炙甘草8g，生谷芽、生麦芽各20g，神曲12g，黄连3g。12剂。药后便溏止，腹胀减轻，仍乏力，上方加黄芪10g，再进15剂，随访3个月未复发。

辨证要点：《伤寒论》原文曰："霍乱，头痛发热，身疼痛，热多欲饮水者，五苓散主之。寒多不用水者，理中丸主之。""大病瘥后，喜唾，久不了了，胸上有寒，当以丸药温之，宜理中丸。"治中焦虚寒而兼有气滞者，《太平惠民和剂局方》中载有两方，一方是治中汤，即理中丸加青皮、陈皮，一方是枳实理中丸，即理中丸加枳实、茯苓。原文曰："治中汤，治脾胃不和，饮食减少，短气虚羸而复呕逆，霍乱吐泻，胸痹心痛，逆气短气，中满虚痞，膈塞不通，或大病瘥后，胸中有寒，时加咳唾，并宜服之。人参、甘草（炒）、干姜（炮）、白术（锉）、青皮（炒）、陈皮（洗，去白）各一两。上为粗末，每服三钱，水一盏半，煎至一中盏，去滓，稍热服，空心，食前。或霍乱后气虚，未禁热药者，尤宜服之。""枳实理中丸，理中焦，除痞满，逐痰饮，止腹痛。大治伤寒结胸欲绝，心膈高起，实满作痛，手不得近。枳实（麸炒）一两，白术、人参（去芦）、甘草（炙）、白茯苓（去皮）、干姜（炮）各二两。右捣，罗为细末，炼蜜为丸，如鸡子黄大，每服一丸，热汤化下。连进二三服，胸中豁然，不拘时候。"该方温中散寒，健脾补虚，主要应用于中焦虚寒证。原方人参配甘草补益脾气，和中扶正，炮姜合甘草温中散寒，振奋中阳，人参伍白术益气健脾，散寒燥湿，共具补、温、燥之用，使太阴之虚可补，寒可温，湿可燥，是治疗中焦虚寒的有效方剂。

本案患者因饮食不节，过食生冷，劳倦过度而致脾胃虚寒，运化失常，湿浊内蕴，出现痞满，大便不调，食凉食后便溏，腹胀。因日久不愈，反复发作，出现气血不足，表现为乏力，倦怠，阳气不升，不能通达四末，出现怕冷，手指关节痛，舌质暗红，苔薄白，脉弦细数。以上均为气血不足、阳气不升之候。治疗以理中丸加减，方用党参、白术、炮姜温中健脾；附子助炮姜温中散寒；厚朴、陈皮、娑罗子化湿除胀；生谷芽、生麦芽及神曲健脾和胃；少佐黄连燥湿除虚热；甘草调和诸药。药后脾气健运，湿浊排出则痞满、便溏好转，考虑其脾虚日久，故二诊加黄芪以扶正，取得很好的疗效。

附子泻心汤治疗痞满

高某，女，48岁，主因心下痞，不欲食1年，于1981年2月14日初诊。患者1年来出现心下痞满，食欲不佳，胃中冷，手足麻木，大便略干、不爽，善忘，无故欲哭，阵发性心中热气冲颠顶，渐出汗，汗后心神稍爽，复而如故，舌暗红，有齿痕，苔黄腻，脉沉弱。证属素体心阳不足，兼湿热困阻中焦，气机不畅，升降失司，治以扶阳泻痞。方用附子泻心汤，药用黄连12g，黄芩12g，大黄10g，熟附子（先煎）12g。其煎煮法为大黄、黄连、黄芩用开水泡 15 分钟，熟附子煎煮 30 分钟，两汤相合，日服 2 次，3 剂。

二诊：服上方 2 剂后，痞满大减，食欲见增，阵热、汗出亦减，大便见爽，劳累后仍有阵热、汗出，口苦不欲食，舌质转红，尖微赤，苔淡黄，脉沉滑微数。原方继进 2 剂。

三诊：诸症基本消失，后以藿朴夏苓汤加减调理，药后心阳复，湿热祛，气机调畅，痞证自除。

辨证要点：《伤寒论》原文曰："心下痞，而复恶寒汗出者，附子泻心汤主之。"日本丹波元坚认为："盖药之性，各尽其能，攻者必攻强，补者必补弱。犹掘坎于地，水从高处流下，必先盈坎而后进，必不反向高处流也。"陆渊雷认为中医术语上的寒热与一般寒热观念不同，以寒温之水相混为例，寒水与热水相混合会形成温水，而寒热异性的药物运用于一方之中并不会形成寒温中适之剂，而是各自发挥其功效，各尽其能。如附子泻心汤中，迭用三黄以清热，单用炮附子以扶阳固表，而不会出现阳虚得三黄而阳更虚，附子助里热而热更盛。

本案患者湿热阻滞胃脘，气机不畅，运化失司，故痞而不欲食；邪困脾胃，营气不布，气机失畅，故肢麻，大便不爽；心阳不足，不能温煦脾土则胃中冷；苔黄腻、舌边有齿印乃湿热之征；心阳不足，无力鼓动血脉，故舌质暗红，脉沉弱。方用附子泻心汤。方中用三黄之苦寒，沸水浸渍取汁，乃取其气之轻扬，以附子煎取汁，辛热温经回阳。全方扶阳泄热消痞，彻三焦而泄热，其义仍在于救亡阳也。

旋覆代赭汤治疗痞满

杨某某，女，51 岁，主因胸部痞满 4~5 年，于 2008 年 12 月 17 日初诊。现症见胸前后堵闷，心痛伴痞胀，食欲正常，按揉后嗳气则舒，生气及着凉后加重，在白塔寺药店治疗好转，单位体检正常，严重时咽部上气，伴烧心，无反酸，大便溏，每天 1 次，小便可，近期因母亲去世，入睡困难，醒后不能再睡，善太息，多虑心烦，体力尚可，望之形体消瘦，面色萎黄，舌质红，苔白稍厚而干，脉弦濡寸滑。证属脾虚失运，湿热中阻，治以调理升降，健脾清利湿热。药用旋覆花（包煎）10g，代赭石（先煎）15g，太子参 15g，姜半夏 12g，炮姜 8g，黄连 10g，黄芩 10g，厚朴花 12g，煅瓦楞（包煎）30g，娑罗子 10g，生谷芽、生麦芽各 20g，炒神曲 12g，炙甘草 6g。14 剂，水煎服。药后胸中憋闷感顿失，睡眠改善，自诉心情舒畅，原方再进 7 剂，诸症好转，以期巩固。

痞满

辨证要点： 旋覆代赭汤出自《伤寒论》第 161 条，原文曰："伤寒发汗，若吐若下，解后心下痞硬，噫气不除者，旋覆代赭汤主之"。许宏在《金镜内台方议》曰："汗吐下后，大邪虽解，胃气已弱而未和，虚气上逆，故心下痞硬，而噫气不除者，与旋覆花下气除痰为君，以代赭石为臣，而镇其虚气；以生姜、半夏之辛，而散逆气，除痞散硬为佐；人参、大枣、甘草之甘，而调缓其中，以补胃气而除噫也。"该方治疗胃虚气逆证，诚为消痞散结的典型方剂。

本案患者伴消瘦，面色萎黄，眠差，善太息，多虑心烦，舌质红，苔白稍厚而干，脉弦濡寸滑等症，为素体脾虚，思虑过甚，中焦失运所致，故选用仲景旋覆代赭汤加减，调节升降，健脾利湿。药用旋覆花下气化痰，散结消痞；代赭石重镇降逆；太子参、炙甘草健脾补虚；姜半夏、炮姜温中降逆；黄连、黄芩辛开苦降；厚朴花、娑罗子调达气机，消痞散结；煅瓦楞化痰制酸；生谷芽、生麦芽、炒神曲消食和胃。诸药同用，共奏健脾补虚、辛开苦降、消痞散结、降逆和胃之效，故效若桴鼓。

呕　吐

　　呕吐又名吐逆，是食物或痰涎等由胃中上逆而出的病症。古人云有声有物谓之"呕"，无声有物谓之"吐"，有声无物谓之"干呕"，但临床难以决然分开，故统称呕吐。呕吐的证治源于《内经》，汉代张仲景对呕吐的病因、证候、治则、方药论述详尽，为后世所宗。明代张景岳对呕吐的病因病机进行了简要概括："呕吐或因暴伤寒凉，或暴伤饮食，或因胃火上冲，或因肝气横逆，或痰饮水气聚于胸中，或表邪传里，聚于少阳、阳明之间，皆有呕吐，此皆呕吐之实邪也，所谓虚者，或其本无内伤，又无外感，而常为呕吐也，此既无邪，必胃虚也。"宋代陈无择《三因极一病证方论》曰："呕吐虽本于胃，然所因亦多端，故有寒热、饮食、血气之不同，皆使人呕吐。"明代张景岳认为，呕吐一证，有虚有实，故当详辨虚实：由于邪实所致者，重在祛邪，邪去而正安；如外邪犯胃者，宜解表和胃；饮食停积者，宜消食导滞；痰饮内阻者，宜温化痰饮；肝气犯胃者，宜疏肝解郁，和胃降逆；虚者重在扶正；脾胃虚寒者，宜温运脾胃；胃阴不足者，宜养阴润燥，降逆止呕。

小半夏汤治疗幽门水肿呕吐

　　王某某，男，52 岁，主因呕吐 1 个月，于 1989 年 5 月 12 日初诊。患者患有胃病 5 年，饮食不慎即呕吐，食欲不振，消瘦，近 1 个月来，因受寒引起呕吐，每日呕吐涎水达 2000 余毫升，舌苔白，脉弦细。胃镜检查为慢性胃窦炎，幽门水肿。中医辨证为水饮内停，胃失和降，治以温中和胃，化气利水之法，投以小半夏汤合茯苓泽泻汤加减。处方：法半夏 12g，生姜 10g，茯苓 20g，泽泻 15g，白术 15g，桂枝 5g，厚朴 12g，砂仁（后下）12g，木香（后下）12g，干姜 8g。7 剂，水煎服。

　　二诊：药后呕吐减轻，仍有恶心，胃胀，大便不畅，2 日 1 行，食欲逐渐恢复，仍吃饭不香。上方加炒麦芽 15g、炒神曲 15g 消食导滞。7 剂，水煎服。

　　三诊：药后呕吐止，饮食渐增，形体日充，胃镜复查幽门水肿减轻，趋于正常。

　　辨证要点：小半夏汤为治疗呕吐之圣药，出自《金匮要略》，原文曰："呕家本渴，渴者为欲解，今反不渴，心下有支饮故也，小半夏汤主之。"陈修园《金匮方歌括》曰："用小半夏汤者，重在生姜散旁支之饮，半夏降逆安胃，合之为涤饮下行之用。"《绛雪园古方选注》曰："小制之方，以脾胃二经分痰饮立治法，盖胃之支脉有饮，则胃逆为呕而不渴，主之以半夏辛温泄饮，生姜辛散行阳，独治阳明，微分表里。"本案患者因受寒引起呕吐，水饮内停，故用小半夏汤加茯苓泽泻汤主之。仲景善用姜夏以和降胃气，生姜辛温发散，干姜温中健脾，半夏辛温降逆，三药合用温胃降逆止呕。茯苓泽泻汤化饮利水，加上厚朴、砂仁、木香和胃降逆止呕，白术健脾燥湿，桂枝温胃降逆。胃中有水饮，常致呕吐，用温胃降逆之品加化气之味使小便增加，水液下泄，饮邪得去，呕吐可止。

吴茱萸汤治疗呕吐

张某某，女，35岁，主因清晨呕吐清痰3年余，于2008年11月20日初诊。患者3年来每天早晨起床后即呕吐痰涎，甚则呕吐酸水，受凉后加重，平时食欲差，大便不成形，舌淡，苔白腻，脉缓。中医辨证乃肝胃虚寒，浊阴上逆所致，治以温中补虚，散寒降逆。方选吴茱萸汤加减，药用吴茱萸4g，党参12g，姜半夏12g，茯苓30g，太子参12g，砂仁（后下）12g，厚朴12g，炒白术10g，炙甘草5g，生姜3片，大枣3枚。7剂，每天1剂，水煎服。

方中吴茱萸味辛苦而性热，归肝、脾、胃、肾经，既能温胃暖肝以祛寒，又善和胃止呕，更用参、苓、术、夏以降浊，砂仁、厚朴行气，姜、枣、甘草温中补虚，调和营卫，故药仅3剂，即收良效，呕吐止，胃纳稍改善。继以上方加陈皮5g，以资巩固，7剂，嘱其坚持每天早上嚼生姜2片，温胃止呕。保持精神乐观，克服紧张情绪。再服香砂六君子丸善后。

辨证要点：吴茱萸汤出自《伤寒论》，原文曰："食谷欲呕，属阳明也，吴茱萸汤主之，得汤反剧者，属上焦也。"又曰："少阴病，吐利，手足逆冷，烦躁欲死者，吴茱萸汤主之。"《伤寒论辑义》曰："吴茱萸汤之用有三，阳明食谷欲呕用之，少阴吐利用之，厥阴干呕、吐涎沫者亦用之，要皆以呕吐逆气为主。"方中吴茱萸既可祛寒降逆，又能疏肝温胃；党参、太子参益气健脾，温中补虚；生姜、半夏温胃降逆，与吴茱萸有相得益彰之妙；茯苓散水气；炒白术健脾益气祛湿；砂仁、厚朴和胃降逆止呕；大枣甘补，既能协助温中补虚，又能甘缓调和诸药；炙甘草补中益气，调和药性。诸药共同组成可散可降、既温又补之剂。本案患者受寒后出现呕吐痰涎，乃中焦虚寒所致，故予吴茱萸汤合小半夏茯苓汤，温通中焦，散寒化饮，降逆止呕。

呃逆嗳气

呃逆，指胃气上逆动膈，以气逆上冲，喉间呃呃连声，声短而频，令人不能自止为主要临床表现。呃逆病位在胃，与肺有关。《素问·宣明五气篇》谓："胃为气逆为哕。"《古今医统大全》云："凡有忍气郁结积怒之人，并不得行其志者，多有咳逆之证。"说明呃逆与情志因素有关。在五脏中，脾主思，为情志之本，肝主疏泄，调畅情志，心主神志，主宰人的精神、思维活动，心、肝、脾与情志有密切关系。若心神被扰，则情志不遂，可致脏腑气机紊乱，胃气上逆而发生呃逆；肝气郁结，或恼怒伤肝，肝气横逆犯胃，胃失和降，气逆动膈，也可发生呃逆；肝郁克脾，或忧思伤脾，脾失健运，津液失布，痰浊内生，或素有痰饮内停，复因恼怒气逆，肺胃之气逆挟痰动膈，皆可发为呃逆。呃逆的发生，虽在于胃，但因心、肝、脾、肺功能失调导致胃失和降而致呃逆者在临床比较常见，如心火内盛导致胃失和降，故治疗应以清心和胃为法。

嗳气，又称暖气，其与呃逆一样，都主要由胃气上逆所致。嗳气一般多见于饮食积滞或者饱食之后，是由饮食积滞于胃肠，胃失和降，浊气上逆所表现出来的一种症状。其声响是从胃到喉冲出的气体所致，一般比较沉重，常伴有酸腐味或者食物的味道。

栀子豉汤治疗呃逆

张某某，女，40岁，汉族，已婚，河北石家庄人，主因呃逆频发半个月，于2009年1月15日初诊。患者半个月前因情志不遂，出现饭后呃逆频作，伴有咽部堵塞感，饮食减少，心烦急躁，头痛，舌质红，苔薄黄，脉滑数。证属情志不遂，心火内生，影响胃之和降而发生呃逆，治以清心和胃降逆。处方：焦栀子6g，淡豆豉10g，生白术30g，厚朴花12g，炒枳实15g，半夏10g，赤芍12g，佛手12g，夏枯草12g，炒麦芽18g，生薏苡仁20g，炒柏子仁20g，琥珀粉（冲服）3g，太子参12g，合欢花15g。7剂，水煎服。

二诊：药后呃逆好转，偶发呃逆，心烦，易急躁，大便有灼热感，上方去佛手，加虎杖12g，八月札12g。14剂，水煎服。

三诊：药后呃逆基本消失，心烦急躁亦见好转，大便通畅，继服上方7剂，以巩固疗效。

辨证要点：《伤寒论》原文曰："阳明病，脉浮而紧，咽燥口苦，腹满而喘，发热汗出，不恶寒反恶热，身重。若发汗则躁，心愦愦反谵语；若加温针，必怵惕烦躁不得眠。若下之，则胃中空虚，客气动膈，心中懊憹，舌上胎者，栀子豉汤主之。"228条原文曰："阳明病下之，其外有热，手足温，不结胸，心中懊憹，饥不能食，但头汗出者，栀子豉汤主之。"方有执《伤寒论条辨》曰："虚烦不得眠者，大邪乍退，正气暴虚，余热闷乱，胃中不和也。剧，极也。反复颠倒，心中懊憹者，胸膈壅滞，不得舒快也。"栀子豉汤清热除烦，治疗热扰胸膈之证。

本案患者呃逆因情志而发，情志不遂，肝郁化热，横逆犯胃，影响胃之和降而发生呃逆，故治以清心火除烦、和胃降逆法。药用淡豆豉、焦栀子清热除烦，赤芍清热凉血，加柏子仁、琥珀、合欢花养心镇惊安神以治其本，心火极易引动肝火，故以夏枯草、佛手疏肝解郁，呃逆病变虽源自心肝，但发自脾胃，故以生白术、厚朴花、炒枳实、半夏、炒麦芽、生薏苡仁、太子参健脾益气，和胃降逆以止其呃逆。本案从心、肝入手，重在和胃降逆，体现了审证求因、审因论治、治病求本的思想。

旋覆代赭汤治疗噫气

王某，女，51岁，北京人，主因胸骨疼痛，食管烧灼感，胃中嘈杂，打嗝2个月，于2008年9月3日初诊。患者有胃炎病史20年，2个月来出现返酸，打嗝，胸部疼痛，食管烧灼感，不能吃饭，只能喝粥，食酸辣食物则加重。2004年患甲减，经常感冒，鼻炎反复发作，咳嗽有痰，心跳早搏，每年夏天最热的2周夜间憋醒，去年停经后出现脸红，出汗，失眠，腰膝酸软，双髋关节疼，大便干，3~4日1行，舌体瘦小，舌苔前半部花剥，中后部苔白腻，脉弦细小数。治以宽胸涤痰，和胃降浊，以旋覆代赭汤加减。处方：代赭石（先煎）15g，旋覆花（包煎）10g，瓜蒌20g，黄连8g，清半夏10g，枇杷叶12g，苏梗、藿梗（后下）各12g，茵陈15g，煅瓦楞（包煎）20g，炒枳实15g，炒杏仁9g，炒薏苡仁30g，甘草6g。14剂，水煎服。药后泛酸、打嗝、食管烧灼感缓解，继以上方进退，7剂后诸症缓解。

辨证要点：旋覆代赭汤主治伤寒发汗后，又误用吐下，表证虽解，却心下痞硬，噫气不除者。究其病机，乃吐下之攻伐，胃气受伤，转输无力，遂使津凝为痰，浊邪留滞，阻于中焦，而病心下痞，胃气上逆，嗳气频作，或反胃呕逆。针对本证中虚痰阻、胃气上逆、本虚标实之病机，治宜降逆和胃化痰为主，兼以益气和中。《名医别录》云："旋覆花，消胸上痰结，唾如胶漆，心胁痰水。"《医学衷中参西录》谓代赭石："镇逆气，降痰涎，止呕吐。"方取旋覆花、代赭石为君，消痰降气止呃，其中旋覆花功擅下气，能化胶结之痰，为治痰阻气逆之要药，代赭石重坠降逆，长于镇摄肝胃之逆气，止呕化痰。

患者素有胃炎病史，加重2个月，打嗝不止，出现胸部疼痛，食管烧灼感，不能吃饭，只能喝粥，食酸辣食物则加重，且现花剥苔，表明胃阴已伤，胃酸分泌较多，而且咳嗽有痰，舌中后部苔白腻，表明痰湿阻滞，出现脸红、出汗、失眠、脉弦细小数等症状，表明有虚热之象，方选旋覆代赭汤加减，以宽胸涤痰，和胃降浊。其中旋覆花、半夏、瓜蒌、煅瓦楞、杏仁、炒薏苡仁消痰软痞；代赭石、黄连、枇杷叶、茵陈清热除噫；苏梗、藿梗、枳实宽胸理气；煅瓦楞制酸止痛；甘草补脾和胃。如此，痰消痞解，浊气得降而噫气自可除。

泄 泻

腹泻指大便次数增多，大便稀溏或完谷不化，甚至泻出如水样的病变。古称泄泻，其中大便稀溏为泄，大便如水样为泻。本病主要由湿盛和脾胃功能失调，脾不升清，浊气下降，水谷混杂，并走大肠所致。泄泻的辨证，首要辨缓急，急则病程短，以湿盛为主，慢性泄泻则以脾虚为主，多由饮食不当，劳倦过度而诱发，病久伤肾，脾肾同病。二是辨轻重，脾胃不败，饮食如常为轻；泄泻不能食，形体消瘦，或久泄滑脱，津液受伤，有亡阴、亡阳之征，多为重症。三是辨寒热虚实，泄泻伴腹痛拒按，或腹痛即泻，泻后痛减为实证；腹痛不甚，喜按，多属虚证。泄泻如水，腹痛喜温，畏寒，多属寒证；如泄泻臭秽，肛门灼热，口渴，多为热证。四是辨兼夹症，伴恶寒，发热，头痛，汗出，为夹风；伴身热烦渴，自汗，为夹暑；伴脘腹痞闷，嗳腐吞酸，为伤食。关于泄泻的治疗，汉代张仲景创立了一些有效的方剂，如治疗寒利的葛根汤、治热利的葛根芩连汤、治实滞的大承气汤、治虚利的四逆汤等。明代《丹溪心法·泄泻》将腹泻分为湿、火、气虚、痰积、食积等进行辨证论治。明代张景岳指出："泄泻之本，无不由于脾胃"，"泄泻之因，惟水火土三气为最。"李中梓提出治泄九法，即淡渗、升提、清凉、疏利、甘缓、酸收、燥脾、温肾、固涩。路老认为，治疗泄泻应以运脾化湿为原则，根据寒湿与湿热的不同可采取温化寒湿、清化湿热的方法。夹表邪者予以疏表，夹暑者以清暑，伤食者以消导，肝气乘脾者以抑肝扶脾，肾阳虚衰者以温肾健脾，中气下陷者宜升提，久泄不止宜固脱。暴泄不可补，久泄不可利。总之，治疗腹泻，一是要抓住主症，二是要分析病性，明确病位，急性阶段以祛邪为主，慢性腹泻则补虚祛邪并用，严重泄泻则要回阳固涩，益气生津。各个阶段总以健脾利湿为大法，配合消食导滞、清热、温肾、疏肝、固涩收敛诸法。

葛根芩连汤治疗泄泻

刘某，男性，年40余，患痢疾已达8年之久，反复发作，时轻时重，经久未愈，经哈尔滨医科大学确诊为慢性菌痢，历经中、西医多方治疗，迄未见显效。现下痢臭秽，日4~5行，夹有脓血，里急后重，痢下不爽，小腹疼痛，小便短赤，舌质暗紫，苔厚腻，脉沉弦而滑。细问之，则肛门灼热，腹痛拒按。病虽日久，而仍以湿热积滞、交结肠腑为主要病机，故以清热导滞法为治，方以葛根芩连汤合芍药汤加减化裁。处方：葛根12g，黄连粉（分冲）1.5g，败酱草15g，当归9g，白芍12g，大黄炭6g，秦皮9g，槟榔9g，佛手9g，甘草6g。6剂。

二诊：1周后患者复来，喜而告曰：药后腹痛转缓，大便日仅1~2行，下坠亦减，唯仍有脓血。诊之舌脉如前，湿热祛而未尽，既见效机，守法不更，嘱再服6剂。

三诊：大便日1行，脓血已去，仍微有黏液，食谷欠馨，苔净脉缓。虑前法苦寒，过用有伤脾胃，遂转为理气醒脾和胃之法，原方去大黄、黄连、秦皮，加党参12g，木香6g，白蔻仁6g，炒谷芽15g，炒麦芽15g，神曲12g，3剂，大便调畅，黏液尽除，胃纳有加，嘱以枳实导滞丸和越鞠保和丸善后。

辨证要点：患者病虽久，然仍有肛门灼热、腹痛拒按之症，故仍以湿热积滞、交结肠腑为主要病机。王子接《绛雪园古方选注》云："其义重在芩、连肃清里热，虽以葛根为君，再为先煎，无非取其通阳明之津；佐以甘草缓阳明之气，使之鼓舞胃气，而为承宣苦寒之使。清上则喘定，清下则利止，里热解而邪亦不能留恋于表矣。"程门雪认为："此乃经腑同治之妙方也。葛根解表，芩、连清里，经腑同调……此利为热毒之利，故本方之芩、连尤为相当……葛根解肌清热，亦在所必用……葛根清热生津，《本经》所载也。"葛根芩连汤所治疗的腹泻，其病位在肠，其病性属热证，是由于湿热导致大肠传导功能失常而发病。其临床表现以汗出、腹泻、口干、苔黄、脉数为特点。方中重用葛根为君，甘辛而凉，入脾胃经，既能解表退热，又能升发脾胃清阳之气而治下利；以苦寒之黄连为臣，清热燥湿，厚肠止利；大黄炭泻热通腑，止血止利；白芍、当归养血和营；秦皮、败酱草清热解毒，燥湿止利；佛手、槟榔调理气机，通腑导滞；甘草甘缓和中，调和诸药。

生姜泻心汤治疗泄泻

王某，女，38岁，主因腹痛，下黄白色脓性便1个月余，于1981年3月14日初诊。患者1个月来，出现腹痛下利，1天3次，伴里急后重，肠鸣，口苦，无寒热，近年来凡进食生冷即易腹泻，劳累则右眼睑、右口角抽搐，舌淡红而润，苔薄微白，脉细无力。证属素体脾虚，气血不足，湿热内蕴，治以清热祛湿，益脾养血，通营活络，扶正祛邪。方用生姜泻心汤加减，药用生姜

10g，半夏 10g，黄芩 12g，黄连 10g，党参 15g，当归 12g，白芍 12g，炒枳壳 12g，炙甘草 8g。3 剂，每日 1 剂，水煎服。药后胃肠湿热清，腹痛、里急后重、大便脓液均除。

辨证要点：《伤寒论》原文曰："伤寒汗出，解之后，胃中不和，心下痞硬，干噫食臭，胁下有水气，腹中雷鸣下利者，生姜泻心汤主之。"本方是在余邪化热，水气内停，而无明显中阳虚损基础上，减干姜至一两，并加生姜四两。

本案患者饮食不慎，湿热侵犯胃肠，阻滞气机，故腹痛，肠鸣，排黄白色脓性便；热邪内迫，湿性重滞，故口苦，里急后重；脾虚运化失司，故进食生冷易腹泻；脾虚水谷精微运化失常，气血生化无源，络脉失养，故劳累则眼睑、口角抽搐；舌淡红而润，苔薄白，脉细无力，乃脾胃虚弱，水湿内停之征。治宜清热祛湿，补脾和胃，扶正祛邪。方用生姜泻心汤加减。《本草备要》载生姜："散寒发表，止呕开痰……消水气……去秽恶。"其味辛性温，入中焦温散水气，温中止呕，并能散寒发表，除太阳之余邪；半夏助生姜消痰散水气；黄芩、黄连清中焦积热，泻热消痞；发汗及肠鸣下利均可致气津不足，故合用党参、炙甘草补中益气；枳壳理气导滞；当归和血，白芍养血。诸药共奏健脾和胃、散水消痞之功。

乌梅丸治疗泄泻

李某，男，45 岁，北京人，主因泄泻，黏液便 2 年，于 2009 年 7 月就诊。患者 2 年前因饮食不慎出现腹痛、腹泻，伴大量黏液脓血便，肠镜检查系溃疡性结肠炎，经多方治疗症状有所改善。1 个月前复因饮食不慎出现腹泻，大便日 10 余次，伴大量黏液、脓血，纳呆，乏力，肢体畏寒喜暖，面色萎黄，消瘦，舌淡，舌苔白厚，脉沉迟。中医辨证属于脾肾阳虚，湿热内蕴，治以健脾温肾，清利湿热。方选乌梅丸加减，药用乌梅 20g，当归 15g，太子参 15g，山药 15g，桃仁 15g，牡丹皮 15g，赤芍 15g，附子（先煎）10g，黄连 10g，黄柏 10g，败酱草 20g，川椒 8g，干姜 6g。14 剂，每日 1 剂，水煎服。

二诊：服用 14 剂，症状已明显好转，继以上法微调，再服 21 剂，症状基本消失。3 个月后复查肠镜，病变处黏膜稍充血，血管纹理模糊，糜烂及浅溃疡消失，获临床治愈。

辨证要点：乌梅丸出自《伤寒论》，原文曰："伤寒脉微而厥，至七八日，肤冷，其人躁，无暂安时者，此为脏厥，非为蛔厥也。蛔厥者，其人当吐蛔，今病者静，而复时烦者，此为脏寒。蛔上入其膈，故烦，须臾复止，得食而呕，又烦者，蛔闻食臭出，其人常自吐蛔。蛔厥者，乌梅丸主之。又主久利。"《太平圣惠方》曰："治伤寒下痢腹痛，宜服乌梅丸方。"《医宗金鉴》曰："久痢脏有寒热不分者，宜用乌梅丸调和之。"《温热经纬》曰乌梅丸乃治久痢之圣方也。乌梅丸缓肝调中，清上温下，治疗蛔厥、久利。本案患者素体虚弱，加之摄食不慎，致湿热蕴结肠道，脉络瘀滞，气血相搏，血败肉腐而发病。症见腹泻频频，腹痛隐隐，便下黏液、脓血，食少纳呆，倦怠乏力，面色萎黄，舌淡，苔白厚，脉沉迟等。辨证为脾肾阳虚，湿热内蕴，路老以乌梅丸加活血化瘀药治之。其中乌梅酸敛生津，涩肠止泻；黄连、黄柏、败酱草苦寒泻火，燥湿清热；附子、干姜、川椒振奋肾阳，温中祛寒；当归养血和血，健脾安中；乌梅与黄连、黄柏、干姜配伍又具有辛开苦降、调和脾胃的作用。因久病入络，故加桃仁、牡丹皮、赤芍等化瘀之品。全方以酸泻肝，以辛散肝，以太子参、山药补土缓肝，整体调节，标本同治，故收到理想效果。

泄
泻

痢 疾

痢疾以大便次数增多，腹部疼痛，里急后重，下利赤白脓血为特征，由湿热蕴结肠道，伤及血分所致。七情内伤，感受外邪，食入秽浊，湿热积于肠中，传导失常，引起腹痛，腹泻，里急后重，赤白脓血。痢疾有急、慢性之分，急性可转化成慢性，慢性也可急性发作。中医根据脉证的不同可分为湿热痢、寒湿痢、疫毒痢、噤口痢、休息痢、阴虚痢、虚寒痢、劳痢等不同证候。治疗上，尽管证候不同，但祛滞、调气、和血为基本原则，具体运用时又根据病情的虚实缓急灵活掌握。实证时当祛除肠中积滞，但要分清寒、热、燥、湿。虚实夹杂，当区别是以虚为主，还是以实为主，虚象明显而证候危急，则应先补虚，后救急。

桃花汤治疗痢疾

常某某，男，34 岁。主因发热，痢下，腹痛 1 周，于 1982 年 2 月 21 日初诊。患者 1 周前出现发热，体温 38.5℃，兼有恶寒，认为是感冒，服用退热药，体温暂退而复发热，平时体质虚弱，怕冷，3 天后出现痢下脓血，伴有腹痛，食欲不振，夜不能安寐，舌质红，舌苔黄腻。此属虚寒体质而湿热蕴结肠道下痢，治当温中祛寒加清利湿热。方选桃花汤合小柴胡汤加减，药用赤石脂（先煎）10g、黄连 9g、黄芩 9g、生白芍 9g、柴胡 12g、半夏 10g、生姜 10g、大枣 5 枚、广木香（后下）6g、败酱草 15g。7 剂，每日 1 剂，水煎服。

二诊：药后痢下脓血大减，腹痛也减轻，发热已退，夜寐不安，上方去柴胡、半夏，加合欢皮 20g、炒酸枣仁 20g。7 剂，每日 1 剂，水煎服。

三诊：药后腹痛除，痢下愈，睡眠好转，继以上法调理而愈。

辨证要点：桃花汤出自《伤寒论》，原文曰："少阴病，下利便脓血者，桃花汤主之。"钱天来《伤寒溯源集》云："桃花汤，非湿热暴利，积多气实之所宜，盖所以治阴寒滑利之剂也。仲景用桃花汤治下利便脓血，取赤石脂之重涩，入下焦血分而固脱，干姜之辛温，暖下焦气分而补虚，粳米之甘温，佐石脂而固肠胃也。"桃花汤治疗虚寒性痢疾，有温中固脱的作用。本案患者为素体阳虚而湿热蕴结肠道所致，故治当首先固本，用桃花汤温中固涩，再加清利湿热药物，由于患者仍在发烧，故合以小柴胡汤，和解退热，待烧退再以安神之法调理失眠。本证虚实夹杂，故以温中固涩与祛邪并举，寒热并施，故药后症状得以缓解，病情基本向愈。

痢
疾

腹　痛

腹痛是指胃脘以下，耻骨毛际以上部位发生疼痛。感受六淫之邪、虫积、食滞所伤、气滞血瘀或气血不足、经脉失养等，邪气阻滞腹中，气血运行不畅，不通则痛，可表现为隐痛、胀痛、冷痛、灼热痛、绞痛、刺痛等多种形式，还可以是间歇痛、持续痛，或时缓时急，反复发作。腹痛有虚实之分，外感寒邪，直中于腹，寒凝气血，经脉阻滞，不通则痛；或暴饮暴食，饮食停滞，或过食生冷，寒湿内停，导致脾胃升降失常而发生腹痛；情志失调，气滞腑气不降，或瘀血内阻，腹中气血阻滞也可发生腹痛；腹痛属于虚者，或由脾阳不足，肾阳亏虚，阳虚生寒，寒滞肝脉，气血不通而致。腹痛之证，多见于胃肠痉挛、肠梗阻、肠易激、急性胰腺炎等。关于腹痛的辨证，首先要分辨腹痛的性质，弄清是寒痛还是热痛，是气滞痛、瘀血痛、虚痛、实痛，还是伤食痛。其次要分辨腹痛的部位，是少腹痛、脐周痛、脐腹痛，还是小腹痛。最后要根据病因、病位，精确辨证。治疗上虚则补之，实则泻之，热者寒之，寒者热之，滞者通之，积者散之，总以"通"为顺，以"降"为和。但通利之法，不仅限于攻下，温通、活血通络、理气散结、理虚止痛法均属"通"的范畴。

白头翁汤治疗腹痛

谭某某，男，31岁，工人，北京人。主因腹痛，腹泻，低烧5天，于2010年8月12日初诊。患者5天前突发下腹部疼痛，伴腹泻，黏液便，里急后重，低烧（体温低于37.6℃），医院检查，大便查出鞭虫卵（＋），发现嗜酸性粒细胞增高（为45%），肝脾肿大，经保肝、驱虫及抗过敏药物治疗亦未见明显疗效。西医诊断为嗜酸粒细胞增多综合征。转诊中医治疗。现症见腹痛，腹泻，里急后重，伴有头晕，疲乏，口干，小便黄，舌质红，苔黄腻，脉弦数。查体见肝脾肿大、下腹部压痛。实验室检查白细胞计数为12×10^9/L，中性粒细胞为0.26×10^9/L，淋巴细胞为0.21×10^9/L，大单核细胞为0.06×10^9/L，嗜酸性粒细胞为0.42×10^9/L。辨证为下焦湿热，治宜清热利湿。处方以白头翁汤加减，药用白头翁30g，秦皮15g，黄柏10g，川黄连4.5g，广木香（后下）4.5g，槟榔15g，郁金12g，甘草4.5g。7剂，水煎服。

二诊：患者服上方 7 剂后自觉腹痛、腹泻减轻，头晕、乏力也明显好转，里急后重消失。查嗜酸性粒细胞为 $0.25 \times 10^9/L$，即见显效，守方不更。

三诊：进上方 14 剂后，嗜酸性粒细胞降至 $0.16 \times 10^9/L$，有时出现右下腹痛，苔白，脉弦细。乃肝脾不调之征，以健脾化湿疏肝法治之。处方如下：白头翁 15g，八月札 15g，香附 12g，秦皮 12g，炒白术 15g，茯苓 30g，广木香(后下)12g，生薏苡仁 20g，白芍 15g，枳壳 10g。7 剂，水煎服。后以上法调理 3 个月，症状消失，大便正常。半年后复查，嗜酸性粒细胞正常，基本痊愈。

辨证要点： 嗜酸粒细胞增多综合征以咳喘、皮肤瘙痒、腹痛为常见症状，属于中医"风证""咳喘""斑疹""虫积""腹痛""泄泻"等范畴。本病常见的病因是饮食不洁，日久形成虫积，或起居不调，外感风毒。由于虫积内留，蕴成邪毒，复感受风毒之邪，郁于皮肤而成斑疹瘙痒；风邪犯肺，肺失宣降而发咳喘；虫积腑气不通而致腹痛；肝脾不调，湿热内蕴而致腹痛、腹泻并存；有的表现为脾胃湿热泄泻的证候。病发以邪实为主，病久可致脾肾不足。本病之治应首先明确病位、病性，病在肺者，以咳喘为主，病在脾胃者，以腹痛、腹泻为主，病在肺卫，以皮疹瘙痒为主。根据病位、病性的不同，可采取清热解表、凉血解毒、宣肺平喘、清利湿热、温补脾肾等治法。以上病例嗜酸粒细胞增多综合征表现为湿热在脾胃之腹痛、泄泻，故以白头翁汤加减治疗。

白头翁汤出自《金匮要略》，原文曰："热利重下者，白头翁汤主之。"白头翁汤具有清热解毒、凉血止痢的作用。本例嗜酸性粒细胞增多，表现为脾胃湿热的症状，故以白头翁汤加味治之。方以白头翁、黄连、黄柏、秦皮清热解毒，凉血，清利湿热；广木香、槟榔、郁金、甘草调理气机，舒宁缓急，解决腹痛问题。后期由于病邪久恋，正气渐伤，湿热之邪内困伤脾，脾气一虚，则肝气乘脾横逆，故改健脾化湿、疏肝清余邪之法，用白头翁、秦皮以祛余邪，用白术、茯苓、薏苡仁健脾补气，淡渗祛湿，合白芍、枳壳、广木香、香附、八月札疏肝理气。《医方集解·泻火之剂》云："此足阳明、少阴、厥阴药也。白头翁苦寒能入阳明血分，而凉血止痢；秦皮苦寒性涩，能凉肝益肾而固下焦；黄连凉心清肝；黄柏泻火补水，并能燥湿止痢而厚肠，取寒能胜热，苦能坚肾，涩能断下也。"

当归芍药散治疗妇人腹痛

崔某某，女，49 岁，于原国电通信中心工作，2008 年 3 月 12 日初诊。自觉气短乏力，心前区憋闷，两胁痛，时小腹疼痛，心悸，饮食、睡眠可，大便正常，盆腔炎病史10余年，晨起手指关节肿胀、疼痛，最近走路左髋关节不适，腰酸痛，舌尖红，苔薄黄，脉弦细小数。此属肝郁，心脾两虚，当调心脾，益肝肾，佐以调理气机。方选当归芍药散、归脾丸加减，药用当归12g，赤芍、白芍各10g，川芎9g，生白术15g，茯苓20g，泽泻12g，党参12g，生黄芪15g，黄精10g，炒酸枣仁15g，广木香（后下）10g，醋延胡索10g，川楝子8g，生龙骨、生牡蛎（先煎）各30g，生姜1片。14剂。

二诊：3月26日复诊，服上药4付时患急性胃肠炎，停用中药，经用西药治疗，胃肠炎愈，后阴道出血，行妇科刮宫术。现自感心前区憋闷症状减轻，气短明显好转，腰酸痛减轻，仍晨起手指关节肿胀、疼痛，小腹微痛，刚做完手术，还有少量阴道出血。大便软，1~2天1次，睡眠可，纳馨，走路仍有髋关节不适，时有胃部不适，隐痛，心悸症状明显减轻，舌质红，舌尖明显，苔白腻，脉弦尺弱，平时走路无力。仍以调理心脾法治疗。药用太子参12g，炒白术12g，茯苓18g，炒酸枣仁15g，龙眼肉8g，丹参12g，炒白芍12g，醋香附10g，炮姜6g，艾叶6g，阿胶珠（冲服）6g，醋延胡索12g，川楝子10g，紫石英（先煎）20g。14剂。药后诸症明显减轻，心前区憋闷、短气症状消失，心悸未发，胃脘痛未再出现。

辨证要点：当归芍药散出自《金匮要略·妇人妊娠病脉证并治第二十》，原文曰："妇人怀妊，腹中疞痛，当归芍药散主之。"《金匮要略·妇人杂病脉证并治第二十二》说："妇人腹中诸疾痛，当归芍药散主之。"《金匮要略论注》云："疞痛者，绵绵而痛，不若寒疝之绞痛，血气之刺痛也。正气乃不足，使阴得乘阳，而水气胜土，脾郁不伸，郁而求伸，土气不调，则痛绵绵矣。故以归、芍养血，苓、术扶脾，泽泻泻其余之蓄水，芎䓖畅其欲遂之血气。不用黄芩，疞痛因虚，则稍挟寒也。然不用热药，原非大寒，正气充则微寒自去耳。"

路老在辨治时，以参、芪、黄精益气养血，醋延胡索、川楝子理气止痛，广木香、生姜理气化湿和胃，生龙骨、生牡蛎和炒酸枣仁镇心养血安神；白芍、丹参缓急止痛。诸药相伍，使木条达，土气畅，木土无忤，肝脾气升，胆胃气降，则腹中痛诸疾自可蠲除矣。

附子理中汤治疗腹痛两例

案例1：魏某某，女，27岁，北京人，主因中下腹部疼痛伴腰痛3~4年，于2008年8月20日初诊。现脐周怕凉，腹部隐痛，自晨起始至晚上全天疼痛，食凉食物则腹痛、腹泻，曾服中药治疗，效果不佳。平素眼干涩，月经2~3个月1行，色量正常，纳食可，睡眠梦多，大便1~3天1次，因久治不愈，思想有压力，腰痛，尿频，尿急，喝水多益甚，舌体瘦，舌尖红，苔薄白，脉沉弦小数。证属脾肾虚寒，肝气不舒，治以温补脾肾，行气疏肝。药用党参12g，炒白术15g，炮姜8g，炙甘草8g，淡附片（先煎）6g，葛根12g，藿梗（后下）10g，苏梗（后下）10g，炒薏苡仁30g，狗脊12g，川断12g，炒白芍12g，补骨脂10g，巴戟天8g，醋延胡索12g，炒枳壳12g。7剂，水煎服。

药后脐周怕凉感明显好转，心情转安，但仍有尿频，遂继以前方加减，增强补肾阳之力，前后服用约20剂，腹痛、腹泻消失，诸症平稳，3个月后随访，未见复发。

辨证要点：理中丸出自《伤寒论》，386条、396条分别记载："霍乱，头痛，发热，身疼痛，热多欲饮水者，五苓散主之，寒多不用水者，理中丸主之。""大病瘥后，喜唾，久不了了，胸上有寒，当以丸药温之，宜理中丸。"《删补名医方论》云理中丸："治中气不运，腹中不实，口失滋味，病久不食，脏腑不调，与伤寒直中太阴，自利不渴，寒多而呕等证。"程应旄注曰："阳之动，始于温，温气得而谷精运，谷气升而中气赡，故名曰理中，实以燮理之功，予中焦之阳也。若胃阳虚，则中气失宰，膻中无发宣之用，六腑无洒陈之功，犹如釜薪失焰，故下致清谷，上失滋味，五脏凌夺，诸证所由来也。参、术、炙草，所以守中州，干姜辛以温中，必假之以焰釜薪而腾阳气，是以谷入于阴，长气于阳，上输华盖，下摄州都，五脏六腑，皆以受气矣，此理中之旨也。"该方在原文中主治霍乱之证，以其中焦失治，偏寒为主，是温补中焦的主方。腹痛发病乃过服寒凉，损伤脾阳，内寒自生，渐至脾肾阳虚，寒阻气滞所致。

本案患者伴思虑过重，眠差梦多，腰痛，尿频，舌体瘦，舌尖红，苔薄白，脉沉弦小数等，皆因内寒伤脾，脾阳虚衰累及肾阳，病势缠绵，久不得愈，肝气不疏所致，故选用理中丸加减，温补脾肾，行气疏肝。药用党参、炒白术、炮姜、淡附片辛温散寒，温补中焦；狗脊、川断、补骨脂、巴戟天强筋壮骨，益肾温阳；葛根、炒薏苡仁利湿止泻；藿梗、苏梗、醋延胡索、炒枳壳疏肝理气；炒白芍、炙甘草缓急止痛。诸药共奏辛温散寒、益肾温阳、升举阳气、调理气机、缓急止痛之功，故使多年痼疾向愈。

案例2：张某，男，35岁，主因间断腹痛1年余，于1960年1月初诊。患者于1959年8月2日因腹绞痛，恶心，呕吐，腹胀，无肛门排气行腹部X线透视检查，可见肠腔内有液平面，诊断为绞窄性肠梗阻，行手术治疗，术后12天出院。同年12月，又出现恶心、呕吐、腹胀满及绞痛，西医诊断为术后粘连性肠梗阻，再次行手术治疗，术后诸症缓解。次年9月、10月上症又作，复行手术2次，可末次术后月余，再次出现腹胀、腹痛、不能排气，限于体质因素及患者要求，于是请中医会诊。症见腹胀难忍，下午尤甚，两胁满痛，大便秘结，腹中雷鸣，纳呆神疲，周身乏力，舌淡红，脉微弱而弦。诊断为腹痛，证属阳虚阴寒，气机不利，治以温阳散寒，行气止痛。方以附子理中汤加减，药用制附子（先煎）6g，党参9g，白术9g，茯苓12g，橘红6g，炒麦芽12g，建曲6g，草豆蔻（后下）4.5g，木香4.5g。2剂，水煎服，日1剂。

二诊：药后腹胀、胁痛大减，大便得下，每日1次，较硬结。唯觉胃闷纳呆，口淡无味，舌脉同前。上方加黄芪10g，续服3剂。

三诊：药后胃纳见增，二便自调，脉沉迟无力，舌质偏暗，苔薄白，偶有腹胀感。病虽向愈，仍有中焦虚寒、脾阳未复之征。再步前方增删：党参9g，炙黄芪9g，干姜5g，半夏9g，白术9g，建曲9g，制附子（先煎）6g，木香（后下）4.5g，白芍9g，橘红9g。3剂，水煎服，日1剂。服3剂后，诸症消失，病愈出院。

辨证要点：《医方考》曰："人参、甘草（炙）、附子（制）、干姜（炒）、白术（炒）各一钱。脾肺虚寒，痰涎壅塞，少有动作，喘嗽频促，脉来迟细者，此方主之。此证为虚而脉为寒也。虚则宜补，参、术、甘草所以补虚；寒则宜温，干姜、附子所以温寒。"此案患者腹胀以下午为甚，上午较轻，并非阳明"腹满不减，减不足言"之腑实证；两胁胀痛，但不是绕脐痛，而与仲景"腹满时减复如故，此为寒"之证相一致，加之患者纳呆神疲、周身乏力、脉微弱等，属脾阳衰微，阴寒内盛，且在多次手术之后，其正气虚衰可知，虽大便秘结，并非实秘，而是冷秘，其治不宜攻下而犯虚虚之戒，当以温补中阳、散寒行气为宜。

方中附子大补阳气，温中散寒；党参健脾益气，有利于中焦气机的升降，党参、茯苓、白术与附子配合，运脾土，振奋中阳，中阳振复，升发运转，可使清升浊降，胃肠功能恢复正常；橘红、麦芽、建曲、草豆蔻、木香理气健脾开胃，使中阳复，阴寒除，升降复常，气机调畅，其腹满、便秘等梗阻之症自瘥。

大柴胡汤治疗急性胰腺炎

刘某，男，38岁，北京人，主因突发上腹痛半个月，于2005年9月10日初诊。患者有嗜酒史，半个月前突发上腹剧痛，入某医院检查，经B超、CT

及血、尿淀粉酶检查，确诊为急性胰腺炎，给予抗生素及阿托品、止痛药治疗，经1周治疗疼痛稍缓解，但仍时有上腹痛，不敢进食，要求中医会诊。刻下症见患者形体消瘦，上腹痛，两胁疼痛，恶心，不欲食，便秘，舌苔白而干，脉象弦数。证属肝郁气滞，胃腑实热内结，治以疏肝利胆，通腑泄浊，清热解毒。药用柴胡20g，黄芩12g，大黄10g，枳实15g，半夏10g，厚朴12g，桃仁15g，金银花30g，连翘20g，甘草12g，生姜10g，大枣3枚。5剂，水煎服。

二诊：药后大便通畅，泻下臭秽，上腹痛减轻，食欲好转，既见效机，原方不变，继服7剂，水煎服。

三诊：药后大便转为正常，日1次，腹痛、胁痛消失，纳食正常，病情已控制，原方去大黄，加陈皮12g以和胃降逆。继用7剂。药后恢复，病情告愈。

辨证要点： 大柴胡汤出自《伤寒论》，原文曰："太阳病，过经十余日，反二三下之，后四五日，柴胡证仍在者，先与小柴胡汤，呕不止，心下急，郁郁微烦者，为未解也，可与大柴胡汤，下之则愈。""伤寒发热，汗出不解，心中痞硬，呕吐而下利者，大柴胡汤主之。"《医宗金鉴·删补名医方论》曰："斯方也，柴胡得生姜之倍，解半表之功捷；枳芍得大黄之少，攻半里之效徐，虽云下之，亦下中之和剂也。"大柴胡汤较小柴胡汤专于和解少阳一经者力量为大，故名曰"大"柴胡汤。

大柴胡汤乃和解与泻下并用的方剂。此案患者邪在少阳，故腹痛，胁痛，胸胁、胃脘痛胀，脉象弦数，阳明腑实便秘，此正是大柴胡汤的适应证。方中柴胡、黄芩和解少阳；大黄、枳实、厚朴、半夏通下泻热；金银花、连翘清下解毒；桃仁活血化瘀，润肠通便，生姜、甘草调和脾胃。诸药并用，共奏和解少阳、疏通肝胆、调理脾胃、通腑泄热之功，故药到病除。

厚朴三物汤治疗腹痛

杨某，女，24岁，工人，主因阵发性全腹剧痛5天，于1962年9月10日初诊。患者产后1个月，近5天突发腹痛，辗转反侧，肢冷汗出，伴腹满呃逆，恶心呕吐。每日发作约半小时，经注射哌替啶（杜冷丁）、阿托品后渐可暂缓。血、尿淀粉酶及尿常规均正常，白细胞计数为21.6×10^9/L。请路老会诊，路老认为该患者产后1个月腹痛，面色晦暗，怕冷，全腹痛而拒按，舌苔白滑，脉象弦滑，乃产后气血两虚，脾胃虚弱，寒邪入侵，脾胃虚寒，复饮食不节，致宿食不化，寒邪内聚，停滞中焦，气机不行，不通则痛。《金匮要略》所记载

"痛而闭者，厚朴三物汤主之"与此证相吻合，故用厚朴三物汤加味治疗。处方：厚朴20g，川大黄（后下）6g，枳壳15g，柿蒂15g，太子参15g，生黄芪15g，川楝子15g，木香（后下）5g，炒白术15g，焦三仙各15g。7剂，水煎服。

二诊：服药后腹痛即减，排出黏液便，诊其脉沉弦有力，此气机通而寒积未散，拟行温中行气导滞法，药用厚朴15g，枳实15g，制附子（先煎）15g，陈皮12g，肉豆蔻12g，延胡索12g，川花椒6g，木香（后下）5g。

三诊：服药后肠鸣，大便通畅，腹痛消失，腹胀满大减，食欲好转。于前方加扁豆花12g，炒麦芽15g，健脾和胃消食，经调理月余而愈。

辨证要点： 厚朴三物汤出自《金匮要略·腹满寒疝宿食病脉证治第十》，原文曰："痛而闭者，厚朴三物汤主之。"《金匮翼》曰："食积痛，寒饮食过伤，心腹卒痛，如锥刺之状，若伤湿热之物，不得化而闷乱便秘者。"厚朴三物汤功能行气除满止痛。

本案患者为产后，系气血两虚，肠道欠濡，腑气不畅，寒凝中焦，气机阻滞致腹痛，故以厚朴三物汤之大黄、厚朴、枳壳行气导滞开闭，木香、柿蒂、川楝子健脾和胃，止痛除满，太子参、生黄芪、炒白术益气健脾，焦三仙和胃消食。二诊在厚朴、枳实、延胡索、木香行气导滞基础上，又加川花椒、附子祛寒散积，陈皮、肉豆蔻理气温阳。路老审因辨证精详，遣方用药灵活，故临证取效，功至圆满。

便 秘

便秘即大便秘结不通，指排便时间延长，或虽不延长但排便困难。便秘多由大肠积热，或气滞，或寒凝，或阴阳气血亏虚，使大肠传导失常所致。湿浊不化，气机壅滞，大肠传导失司，腑气不畅，而致便秘者，称为湿秘。便秘的病机主要在于肺、脾、肾。肺与大肠相表里，肺热移于大肠，导致肠道传导失职而成便秘；脾主运化，脾虚运化失常，津液不能濡运，糟粕内停，可形成便秘；肾主水，司二便，肾精不足则肠道干涩，肾阳不足，命门火衰则阴寒凝结，传导失常而成便秘。便秘的治疗，首先宜通便，"六腑以通为用"，但通便不能用硝黄一类攻下，应针对不同病证，辨证施治。如湿秘的治疗不同于其他型便秘，滋润攻伐、清泻外导均不适宜，当以温中宣清导浊为主，由于湿邪阻滞，脾胃升降失司，运化失常，可致清气不升，浊气不降而致便秘，治疗应以健脾助运、和胃通降为主，使脾胃升降功能恢复，湿邪祛，腑气降，则大便自通。

理中丸治疗便秘

方某，女，15岁，学生，主因便秘3年，于2006年1月25日初诊。患者3年来无明显诱因出现大便干燥，每日1次，未予治疗，近来大便干硬成球，数日1行，自行服用麻仁润肠胶囊无效。临证可见面部雀斑，双腿踝上部可见硬币大小褐色皮疹，有点状出血，皮疹处瘙痒，纳可，眠安，小便黄，平素喜食生冷，月经周期正常，量稍多，白带量偏多，舌淡，苔薄黄，脉沉弦。中医辨证：患者素嗜冷食，寒积于中，致腑气不利，秽浊之气浸淫，上溢于面，下浸于踝，证属湿浊中阻便秘，治以温中宣清导浊法。药用太子参12g，生白术15g，炮姜6g，当归12g，桃仁10g，炒杏仁10g，火麻仁12g，砂仁（后下）6g，晚蚕沙（包煎）15g，皂荚子（炙酥）8g，炒莱菔子10g，甘草3g。7剂。

患者服上方14剂后便秘改善，每日1行，大便干硬减轻，双下肢足踝部皮疹消失，但停药后又复发。时有腹痛，带下量仍多，纳眠可，小便调，舌体稍胖，质红，中有裂纹，苔薄，脉沉弦。前用温中宣清导浊法，大便得畅，唯过去脾胃损伤，湿浊仍盛，拟健脾祛湿固带为治，仿傅青主完带汤意化裁。药用炒芥穗 10g，炒苍术 12g，炒白术 12g，柴胡 10g，醋香附 10g，茯苓 18g，车前子（包煎）15g，防己 12g，炒薏苡仁 20g，椿根皮 12g，鸡冠花 12g，白果 10g，生龙骨、生牡蛎（先煎）各 20g。上方进 14 剂，药后患者大便通畅，带下亦止，3 年之疾告愈。

辨证要点：《伤寒论》原文曰："霍乱，头痛，发热，身疼痛，热多欲饮水者，五苓散主之；寒多不用水者，理中丸主之。"理中丸用于治疗脾胃虚寒之证。《景岳全书》已明确指出：大便秘结一证当辨者惟二，则曰阴结、阳结而尽之矣。本案患者为学生，素食冷食，便秘，伴有白带量多，乃饮食生冷伤脾胃，脾胃虚寒，运化失职，湿浊内生，津液不行而致。便秘伴有白带量多是脾虚湿阻的一个特征，患者曾服苦寒通便药物，损伤脾胃，又喜冷食，造成中焦虚寒，脾胃运化功能进一步障碍，导致腑气下行不利，便秘加重。脾虚湿阻所致便秘非健脾化湿所能奏效，宜以温中宣清导浊之法治疗，故本案首诊以理中丸合皂荚丸加减，以太子参、白术、炮姜、甘草奉理中汤补气健脾、和中散寒之旨，皂荚子取《金匮要略》皂荚丸之意，辛散走窜，可除痰，逐秽涤垢，融释湿滞而治大便燥结。李时珍谓皂荚子"治风热大肠虚秘"，又云其能通大肠阳明燥金，乃辛以润之之义"，李东垣谓能"和血润肠"。砂仁平调脾胃，有"治痰先治气"之意，合蚕沙以祛湿；当归、桃仁、杏仁、火麻仁润阳明之燥，三药与砂仁相合，使太阴湿土得阳而运，阳明燥土得阴则安。杏仁又可降肺气而通大肠，莱菔子消食导滞，顺气化痰，《医学衷中参西录》称其"顺气开郁，消胀除满，此乃化气之神品，非破气之品"。二诊便秘缓解，带下仍多，乃既往脾胃损伤未复，湿浊尚难尽除，仿完带汤意，二术健脾祛湿、燥湿，香附行气化湿，补而不滞，茯苓、车前子、防己、薏苡仁利湿化浊，椿根皮、鸡冠花、白果、生龙骨、生牡蛎固涩止带，三仙消食和中。全方寓补于散之中，寄消于升之内，开提肝木之气，则肝血不燥，不致下克脾土；补益脾土之元，则脾气不湿，故可分消水气，因是便秘之症随之缓解。

四逆散治疗便秘

李某某，女，26岁，主因便秘 5 年，手足凉 10 年，于 2008 年 4 月初诊。患者 5 年来便秘，大便 4~5 日 1 行，便干，自觉大便少，常服用通便灵、牛黄解毒片，最近喝萝卜汤，保持大便 2 天 1 次。10 年来手足冰凉，口干不欲饮，性情急躁易怒，素喜辛辣、冷饮、酸甜食物，既往月经不调，经期不准，前后不定，量少，色深，有血块，白带正常，痛经。2年来因减肥不吃主食，仅食蔬菜、水果，但体重未减。面色萎黄，舌淡，苔薄白，脉弦细。治以理气通阳，润肠通便。处方：柴胡12g，白芍10g，炒枳实15g，当归12g，生白术30g，桃仁10g，杏仁10g，生、炒薏苡仁各30g，火麻仁12g，厚朴花12g，甘草4g，生姜3片。7剂，水煎服，日1剂。药后大便通，1~2日1行，急躁情绪也有所缓解，继以上法调理。

辨证要点：《伤寒论》原文曰："少阴病，四逆，其人或咳，或悸，或小便不利，或腹中痛，或泄利下重者，四逆散主之。"四逆散主治气滞于内，阳气不能透达于外而致四肢厥冷、腹痛下利之症。路老认为本案辨证关键是手脚发凉，脉弦。宋代《类证活人书》云手足冷而便秘，小便赤，是阳证似阴之候。患者无腹痛、腹胀，无排气，平素性情急躁，均可作为气机不畅佐证，加之患者自行乱投药，长期服用多种攻下药物，造成机体气机失调，阳气郁结，气滞不达，大肠传导迟滞，此为其基本病机，故治以理气通阳，润肠通便。方中柴胡疏肝解郁，透邪达表，配枳实，一升一降，加强疏畅气机之功，共奏升清降浊之效；配白芍，一升一敛，使郁热透，阳气升而阴亦复；甘草为使，调和诸药；厚朴花行气燥湿以除下焦之胀满；生姜温中和胃；当归养血调经；薏苡仁淡渗利湿健脾；桃仁、杏仁理气散结；火麻仁润肠通便。关于方中生白术的使用，素有"白术通便秘"之说，临证治疗便秘，盖以生白术为主药，少则30~60g，重则120~150g，取白术有运脾、健脾之力，脾健则能为胃行其津液，津液得行则肠枯便燥之势得缓，大便必通畅矣。

便

秘

胁　痛

胁痛之名首见于《素问·缪刺论篇》："邪客于足少阳之络，令人胁痛。"《内经》还指出了胁痛与肝、胆关系密切。由于肝、胆经循行于两胁，故胁痛多见于肝胆经的病变。肝气郁结、肝胆湿热、肝胆火盛、肝阴虚阳亢、肝血瘀阻等证均可出现胁痛。胁痛辨证多责之于肝，肝主疏泄，调畅气机，关乎气机的升降。情志病变多影响肝，肝气郁结，又多影响胃，出现肝胃不和的表现，故疏肝和胃法是常用治疗胁痛的方法。但临床病证复杂，还要注重辨证，路老以宣降肺气、扶金抑木法治疗胁痛亦取得很好的疗效。

小柴胡汤治疗胁痛

张某某，男，48岁，汉族，已婚，北京人，主因胁痛半年，于2005年3月24日初诊。患者半年来出现右胁胀痛，时轻时重，饮食减少，每工作紧张、着急、生气后胁痛加剧，舌苔微腻，脉弦细。胁为肝循行部位，肝气不疏，气滞而胁痛，肝失条达，可影响于胃，导致肝胃不和。治以疏肝解郁、和胃止痛，药用柴胡10g，黄芩10g，党参10g，姜半夏10g，炒枳实12g，陈皮10g，醋延胡索10g，川楝子10g，素馨花10g，玫瑰花10g，旋覆花（包煎）10g，生薏苡仁15g，生山药12g，炙甘草8g，荷叶（后下）10g，荷梗（后下）10g。7剂，水煎服。

二诊：药后胁痛减轻，饮食渐进，腻苔渐化，脉弦细。此为药后气机调畅，脾胃功能渐已恢复。上方去旋覆花，加当归10g养血和血。7剂，水煎服。

三诊：药后症状基本消失，胃纳可，病情向愈，以调理肝脾善后。药用柴胡10g，党参10g，炒枳壳12g，醋延胡索10g，玫瑰花10g，素馨花10g，郁金10g，当归10g，茯苓15g，生山药12g，生薏苡仁15g，炒谷芽、炒麦芽各15g。7剂，水煎服。半年后随访，病未复发。

辨证要点：《伤寒论》原文曰："伤寒五六日，中风，往来寒热，胸胁苦满，默默不欲饮食，心烦喜呕，或胸中烦而不呕，或渴，或腹中痛，或胁下痞硬，或心下悸，小便不利，或不渴，身有微热，或咳者，小柴胡汤主之。"柯琴在《伤寒来苏集》中指出："先辈论此汤，转旋在柴、芩二味，以柴胡清表热，黄芩清里热也。卢氏以柴胡、半夏得二至之气而生，为半表半里之主治，俱似有理，然本方七味中，半夏、黄芩俱在可去之例，惟不去柴胡、甘草，当知寒热往来，全赖柴胡解外，甘草和中，故大柴胡去甘草，便另名汤，不入加减法。"《神农本草经》中柴胡位居上品："气味苦、平，无毒。主心腹肠胃中结气、饮食积聚，寒热邪气，推陈致新。久服轻身，明目，益精。"本案患者情志不舒，肝气郁结，横犯脾胃，故出现胸胁苦满疼痛，符合柴胡汤证，治以小柴胡汤和解少阳，加入疏肝理气止痛之素馨花、玫瑰花、延胡索、川楝子，和胃化湿之荷叶、荷梗、炒枳实，行气理脾，降气止呕之陈皮、旋覆花，健脾祛湿之生薏苡仁、生山药，共奏调和肝脾、理气和血、化湿止痛之功。由于辨证得法，药中病机，故收到较好疗效。

千金苇茎汤合新绛旋覆花汤治疗胁痛

刘某某，女，20岁，学生，主因右胁胀痛或刺痛半年，于2009年5月初诊。患者半年来出现右胁胀痛或刺痛，深吸气则痛甚，在某医院确诊为右侧结核性胸膜炎，胸膜粘连。多方求治，见效甚微，故来我处就诊。初诊症见胁痛如前所述，胸闷、恶心、纳呆，口渴不欲饮，舌红，苔厚腻，脉细数。视前医方药，皆疏肝理气、活血化瘀之品，疗效甚微。路老认为此患者为肝郁化火，上刑肺金所致，肺气不利，则胸膈窒闷，呼吸不畅，肺主宣降，敷布精微，肺气伤则精微不布，生湿蕴痰，故见苔白腻，渴不欲饮，肺气上逆则胃失和降，故纳呆、恶心，肝肺火郁则舌红、脉数。治宜肃肺气，清痰热，扶金抑木，佐以活血。方以千金苇茎汤合新绛旋覆花汤加减，药用旋覆花10g、芦根30g、冬瓜子15g、桃仁5g、薏苡仁20g、藿梗（后下）9g、杏仁10g、炙枇杷叶12g、茵陈15g、半夏10g、葶苈子（包煎）12g、黄芩10g。5剂。

二诊：药后胁痛基本消失，余症缓解。去半夏，加玫瑰花12g，加强理气肃降通络之功。

又进5剂，胁痛消失，余症未作，仅舌边尖红，脉弦小数，乃久病伤阴，虚热未尽之象，遂以竹叶石膏汤合新绛汤化裁善后。

辨证要点： 千金苇茎汤出自《备急千金要方》卷十七，由苇茎、薏苡仁、冬瓜子、桃仁组成，具有清肺化痰、逐瘀排脓的功效，为治肺痈之要方。《金匮要略论注》曰："此治肺痈之阳剂也。盖咳而有微热，是邪在阳分也；烦满，则挟湿矣；至胸中甲错，是内之形体为病，故甲错独见于胸中，乃胸上之气血两病也。故以苇茎之轻浮而甘寒者，解阳分之气热，桃仁泻血分之结热，薏苡下肺中之湿，瓜瓣清结热而吐其败浊，所谓在上者越之耳。"旋覆花汤出自《金匮要略·五脏风寒积聚病脉证并治第十一》，原文曰："肝着，其人常欲蹈其胸上，先未苦时，但欲饮热，旋覆花汤主之。""旋覆花汤方，旋覆花三两，葱十四茎，新绛少许。上三味，以水三升，煮取一升，顿服之。"临床上多应用新绛旋覆花汤治疗胁痛、肝厥、肝痛等病症。尤在泾《金匮要略心典》云："旋覆花咸温下气散结，新绛和其血，葱叶通其阳，结散阳通，血气以和而'肝着'愈，肝愈而肺亦和矣。"《神农本草经》载旋覆花："主结气，胁下满，惊悸，除水，去五脏间寒热，补中下气。"《本草纲目》谓其能"通血脉"。葱白，《本草经疏》称之能"通上下阳气，故外来怫郁诸证，悉皆主之"。本案患者胁痛日久不愈，路老认为此患者为肝郁化火，上刑肺金所致，所以采用两个名方合用加减治疗，用新绛旋覆花汤祛瘀通络，合千金苇茎汤清化痰瘀。方中旋覆花宣肺降气，炙枇杷叶、茵陈、黄芩清肺肝经之热，桃仁和血，杏仁、半夏降肺胃之气，葶苈子开肺气，逐水饮，芦根养肺胃之阴，冬瓜子、薏苡仁排肺之痈脓，藿梗祛湿和胃降气。诸药降肺胃，调肝肺，清热祛湿，排脓，故取得很好的疗效。

胆 胀

胆胀，即西医学之胆结石，属于肝胆郁结或中焦湿热蕴结，导致胆汁疏泄失常，久煎成结石的一种病症。导致胆结石的原因，一是肝气郁结，或暴怒伤肝，肝失条达，疏泄不利，此类型多见于女性患者，平时情志不舒，影响肝胆疏泄；二是饮食不调，过食肥甘厚味，或饮酒，湿热之邪蕴结肝胆，导致肝胆湿热，影响肝气条达与疏泄，湿热酿成结石。胆结石可出现右上腹部隐痛或钝痛，起病急，亦可出现剧烈疼痛，伴口苦、食欲不振等。严重的并发感染，湿热入血分，导致高热、疼痛，正虚邪陷者可出现休克。胆结石的治疗以疏利肝胆为主，或疏肝解郁，或清利肝胆湿热，还应加溶石的药物。

茵陈五苓散治疗胆胀

王某，男，61岁，主因发热、胁痛半个月，于1974年3月28日初诊。患者年高体弱，面色浮红，两目乏神，肢体酸楚，口渴不欲饮，胃脘胀痛，纳呆，口苦而黏，小溲短黄，大便尚调，右胁下有一包块，如鸡蛋大，舌红，苔黄厚腻，脉沉弦而数。素嗜甜、黏食品。先以芳香化浊、清热利湿之剂治疗发热，经一、二诊后，共服10剂，发热已退，腹胀亦减。1974年4月15日三诊，患者要求保守治疗胆结石，故采用疏肝利胆、健脾祛湿法。方用茵陈五苓散加减，药用茵陈15g，柴胡12g，郁金12g，金钱草15g，枳壳12g，延胡索12g，藿梗(后下)12g，木香(后下)12g，赤芍12g。5剂，水煎服。并加服金钱草膏，日3次。四、五诊药后病情好转，体征改善，大便中可见芝麻样小白点，但胁下之包块未见缩小。于前方中加入丹参15g，莪术10g，鸡内金20g，继服。六诊，考虑患者年逾花甲，且久服行气消积、清热渗湿之剂，不无虚虚之虞，故宜攻补兼施。药用太子参12g，茵陈15g，桂枝6g，泽泻15g，白术15g，柴胡12g，青皮12g，郁金15g，莪术12g，丹参15g，麦芽15g，鸡内金20g。5剂，水煎服。药后每日从大便中排出小黄颗粒状物和黑片状物，质硬，经检查为树皮状结石，右胁下之包块亦见缩小。本例随访7年，体质好转，坚持工作，胁痛未再复发，胁下亦未触及包块。

辨证要点：《金匮要略》原文曰："黄疸病，茵陈五苓散主之。"茵陈五苓散治疗黄疸证属脾胃虚弱，寒湿内停者。本案患者素体脾胃虚弱，又患有胆结石，久之肝失所养，疏泄失职，而致胆液不循常道，随血外溢，浸淫肌肤，发为小溲短黄。《伤寒论·辨阳明病脉证并治》云："伤寒，发汗已，身目为黄，所以然者，以寒湿在里，不解故也。以为不可下也，于寒湿中求之。"方中所用茵陈除湿利胆退黄，佐以麦芽、鸡内金健脾和胃，加柴胡、丹参、郁金、莪术以疏肝利胆，活血化瘀，消散胁下积块，黄疸日久，身倦乏力，故加太子参，以补益肺脾胃之气，桂枝温散寒湿，泽泻、白术、青皮健脾理气利湿。诸药合用，共奏疏肝利胆、利湿退黄、消散结石之功。

积 聚

积聚属本虚标实之证，本虚责之于肝肾，肾藏精，主骨生髓，肝藏血，精血互生。素体虚弱，肝血不足，精髓内亏是形成积聚的内因；外因情志所伤，肝气不调，血行不畅致脉络瘀阻，或饮食不节，损伤脾胃，脾失健运，痰湿内阻，致血脉瘀阻，或感受热毒，毒热内郁，炼津为痰，或毒火煎灼血液，血稠成瘀，痰瘀互结，日久成癥。肝肾阴虚，阴血不能上荣则出现面色萎黄，头晕，耳鸣如蝉；阴血不能荣养肢体则手足发麻；阴虚内热则苔薄黄，脉沉细数；瘀血阻络，肌肤失养则肌肤甲错；正虚，脉络瘀阻则胁下癥积；痰湿上蒙则头重如裹；湿热中阻故食欲不振，大便黏滞不爽。概括其病机，正虚责之于肝脾肾，邪实归于气滞、痰湿、血瘀。治以补脾益肝肾，理气化痰，活血祛瘀。

大黄䗪虫丸治疗积聚

王某，男，42岁，已婚，农民，家住北京大兴区，主因胁下硬块2年，于2005年10月9日初诊。患者于2年前出现消瘦、汗出、低热、腰痛等症状，前往协和医院就诊，当时诊查见胸骨压痛，胸胁苦满，颈项瘰疬如珠，肝脾可触及肿大。血常规：白细胞31×10^9/L，血红蛋白12g/L，血小板950×10^9/L，分类计数显示分叶核细胞82%，杆状核中性粒细胞1%，原始粒细胞1%，中幼粒细胞1%，晚幼粒细胞2%，淋巴细胞7%，嗜酸性粒细胞4%，嗜碱性粒细胞2%。经骨髓检查，协和医院诊断为慢性粒细胞性白血病。经用西药治疗效果不佳，转中医治疗，经用生地黄、牡丹皮、麦冬、青黛、半支莲等清热解毒、凉血活血药，白细胞曾一度降至12.7×10^9/L，4个月后复加重，白细胞升至41×10^9/L，血小板高达1050×10^9/L。医生颇感棘手，临证诊查见患者面色萎黄，头晕乏力，头重如裹，耳鸣如蝉，手足发麻，胁下可触及肿块，肌肤甲错，食欲不振，大便黏滞不爽，舌淡红，苔薄黄，脉沉细数。中医诊断为积聚（积证），西医诊断为慢性粒细胞性白血病。处方：大黄炭（后下）3g，桃仁10g，杏仁10g，川断12g，水蛭6g，土鳖虫10g，炙鳖甲（先煎）15g，旱莲草15g，女贞子12g，牡丹皮10g，水红花子20g，甲珠10g，龙葵30g，川断

12g，党参 15g，茯苓 20g，炒白术 10g。7 剂，水煎服。嘱禁食生冷、油腻、辛辣食物。

二诊：2005 年 10 月 16 日。服用前方后，诸症状明显好转，纳食增加，头晕、耳鸣、头重等症状减轻，大便通畅，胁下肿块稍变软，舌淡红，苔薄微黄，脉沉细。血常规：白细胞 31×10^9/L，分叶核细胞 75%，淋巴细胞 25%，血红蛋白 14g/L，血小板 368×10^9/L。经补脾益肝肾、理气化痰、活血祛瘀治疗，气血运行调畅，现为正复邪却之象。继以上方加醋莪术 8g，14 剂，水煎服。

三诊：2005 年 11 月 6 日。服药 20 余天，病情日见好转，体重渐增，面色转润，头晕、耳鸣诸症消失，胁下癥积已缩小，血常规：白细胞 11.8×10^9/L，分叶核细胞 88%，嗜碱性粒细胞 2%，淋巴细胞 10%，血小板 352×10^9/L，血红蛋白 12.4g/L。诸症好转，病情平稳，以前方去大黄炭、川断、龙葵，加薏苡仁 20g，生山药 12g。21 剂，水煎服。

四诊：2005 年 11 月 28 日。患者自觉神清气爽，诸症消失，纳食、睡眠好，大便通畅，胁下癥积已触及不到，舌淡红，苔薄白，脉细滑。汤剂不变，仿仲景金匮方，以鳖甲煎丸与大黄䗪虫丸合方加减，配成丸药，峻剂丸服，汤丸并进，"缓中补虚"。药用炙鳖甲 60g，射干 20g，黄芩 20g，柴胡 40g，干姜 20g，生大黄 20g，白芍 30g，桂枝 20g，葶苈子 15g，石韦 20g，川朴 20g，牡丹皮 30g，瞿麦 20g，凌霄花 30g，半夏 15g，人参 20g，阿胶珠 30g，炙蜂房 30g，土鳖虫 20g，生地黄 40g，水蛭 15g，共为细末，炼蜜为丸，每丸 9g，每次 1 丸，日 2~3 次，白水送服。又服药半年后复查骨髓象，已恢复正常。1 年后随访，病情稳定。

辨证要点：《金匮要略·血痹虚劳病脉证并治第六》曰："五劳虚极羸瘦，腹满不能饮食，食伤，忧伤，饮伤，房事伤，肌伤，劳伤，经络营卫气伤，内有干血，肌肤甲错，两目黯黑，缓中补虚，大黄䗪虫丸主之。"《金匮要略·疟病脉证并治第四》曰："结为癥瘕，名曰疟母，急治之，宜鳖甲煎丸。"本病脾大与"干血"内结、形成癥瘕积聚之病机颇为一致，血积于中，虚羸于外，必攻补兼施，故以鳖甲煎丸与大黄䗪虫丸合方加减，配成丸药，峻剂丸服，汤丸并进。诸药合用祛瘀血，清郁热，润燥结，攻补兼施，以达到扶正不留瘀、祛瘀不伤正的作用，即尤在泾《金匮心典》"润以濡其干，虫以动其瘀，通以祛其闭"之意。

慢性粒细胞性白血病是一种起源于骨髓多功能造血干细胞的恶性克隆性疾病，以外周血及骨髓粒细胞明显增生、脾大为特征，伴有 Ph 染色体及 BCR-

ABL 融合基因异常。其临床表现为疲乏无力、消瘦、低热、贫血、出血、肝脾肿大、血小板增多等。中医将其归于"虚劳""血证""癥瘕""积聚"等范畴。本病属本虚标实之证，概括其病机，正虚责之于肝肾，邪实归于气滞、痰凝、血瘀，故症状既有消瘦、腰痛等肝肾亏虚之象，又见胸骨压痛、胸胁苦满、颈项瘰疬如珠、肝脾肿大等气滞、痰凝、血瘀之证。严用和《济生方·五脏门》提出正虚"补脾不如补肾"，故以滋补肝肾为主，佐理气活血、清热解毒，方以鳖甲煎丸与大黄䗪虫丸合方加减，配成丸药，峻剂丸服，汤丸并进，"缓中补虚"，俾气血足，血行畅，则抗病能力增强，瘀滞得通，邪毒得解。"缓中补虚"旨在祛瘀而不伤正，扶正而不留瘀，故药后癥瘕、积聚之证得以缓解。

积
聚

噎 膈

噎膈,《内经》中称之为"隔",隋唐医家有气噎、忧噎、食噎、劳噎、思噎、忧膈、恚膈、气膈、寒膈、热膈等称谓。宋代严用和《济生方》首先提出噎膈之病名。噎膈是以吞咽困难、哽噎不顺、饮食难下或食入即吐为主症的疾病。一般吞咽噎膈不顺为噎,饮食不下或食入即吐为膈,临床多噎膈并见。饮食所伤,情志失和,年老体虚,脏腑失调,津血枯槁造成气滞痰瘀互结,填塞胸膈,结于食管而发此病。临床辨证当抓住主因,分析病位在食管、在胃、在肝,还是在脾肾,确定病情属于痰饮、血瘀,还是津枯、阳衰。辨明虚实,实者系气滞、痰饮、瘀血互结于食管,治疗当开郁行气,清热解毒,化痰饮散结,祛瘀破结;虚者当滋阴润燥,温补脾肾,滋阴养血,佐以开郁理气。食管癌属中医噎膈范畴。

己椒苈黄丸治疗噎膈

刘某,男,58 岁,主因饮食噎阻半年,于 2009 年 8 月 12 日初诊。患者半年前经胃镜检查诊断为食管中段癌,行手术治疗,术后出现食欲不振,胃胀、胸闷、气急、咳嗽、咳痰、口干,吞咽时咽喉不顺,大便偏软,舌红,苔白腻,脉濡滑。胸部 CT 及 B 超检查显示左侧胸腔大量积液。证属痰瘀互阻,肝胃不和,饮停胸胁,脾失健运,气阴两伤,治以化痰逐瘀泄水,方取己椒苈黄丸加减。处方:汉防己 15g,花椒 5g,葶苈子(包煎)30g,黄芪 15g,白术 15g,泽兰 12g,泽泻 15g,泽漆 15g,石见穿 15g,法半夏 10g,炒白芥子 12g,炒紫苏子 12g,炒莱菔子 12g,陈皮 12g,黄连 6g,商陆根 6g。7 剂,每天 1 剂,水煎服。

二诊:药后咳嗽、咳痰减少。B 超显示胸水减少,吞咽仍不畅,大便每天 1 次。仍守前法进退。

辨证要点: 己椒苈黄丸原治水饮停聚、水走肠间之证,《金匮要略》曰:"腹满,口舌干燥,此肠间有水气,己椒苈黄丸主之。"本案患者辨证为痰瘀互结,肝胃不和,饮停胸胁,脾失健运,气阴两伤,故以己椒苈黄丸加减。《退思集类方歌注》曰:"肺与大肠为表里,肠间水气不行于下,以致肺气胶郁于上而燥热之甚。用防己疗水气，椒目治腹满，葶苈泻气闭，大黄泻血闭，急决大肠之水以救肺金之膹郁，不治上而治下，故用丸剂也。"路老认为，恶性肿瘤晚期，痰、瘀、水、热诸邪互结，水道不利，留而成饮，但晚期肿瘤多邪实正伤而见虚实夹杂之候，故将原方中大黄易为黄芪补气，以防己泻血中湿热，花椒温阳利水，白术、陈皮、半夏健脾化痰祛湿，以三子养亲汤（炒苏子、炒白芥子、炒莱菔子）、石见穿化痰祛瘀散结，泽兰、泽泻、泽漆、商陆根利水，葶苈子泻肺利水消肿，黄连清利湿热。路老常以此方加减治疗恶性胸腹水，每多见良效。

鼓　胀

　　肝硬化属于中医"鼓胀"（"积聚""黄疸""胁痛"）范畴。肝硬化是一种以肝脏损害为主要表现的慢性全身性疾病。各种原因持久或反复地损害肝脏，引起肝细胞变性、坏死、再生和纤维组织增生等一系列病理变化，破坏肝脏的正常结构，使肝脏变形，质地变硬，故名肝硬化。其病因一是感染水毒；二是嗜酒过度，饮食不节；三是情志郁结，渐至湿热内生，气滞血瘀，导致肝胆疏泄不利，日久成癥积。鼓胀的治疗分实胀与虚胀两种，以疏肝健脾为原则，实胀围绕气、血、水的偏盛，给予理气、化瘀、行水等治法；虚胀则根据脾肾阳虚与肝肾阴虚的不同，采用温补脾肾、滋补肝肾的方法。临证当注意虚实的错杂与转化，治疗当攻补兼施，补虚不碍实，祛实不伤正。如果实胀攻伐不当，可以变成虚胀，虚胀一味温补，也可表现为实胀，临证当综合把握平衡，不可孟浪，以免贻误病情。

柴胡桂枝干姜汤治疗鼓胀

　　张某，男，58岁，主因肝硬化3年于2001年8月12日初诊。患者患肝硬化已3年余，近期检验乙肝五项显示"大三阳"，肝功能示转氨酶升高，谷丙转氨酶为70U/L，B超示肝硬化。症见右肋下时有胀痛不适，食后腹胀，下肢乏力，肝掌，下肢浮肿，舌体胖嫩，舌边尖布满红点，苔薄白，脉沉弱。证属肝胆热脾虚，水湿内停，治以疏利肝胆，健脾化湿利水。予柴胡桂枝干姜汤加减，药用醋柴胡10g，黄芩6g，法半夏12g，桂枝10g，茯苓30g，生牡蛎（先煎）30g，白术12g，猪苓15g，泽兰15g，香附10g，延胡索15g，太子参15g。14剂，水煎服。

　　二诊：药后胁胀痛减轻，下肢浮肿减轻，食欲好转，已见效机，继以上方微调，上方去牡蛎，加砂仁（后下）12g。另外以上方为基础，加大剂量做成蜜丸，每丸约9g，每次1粒，日服3次。

　　三诊：服药1个月，胁下胀痛基本消失，食欲正常，二便正常，舌体胖嫩，边有齿痕，舌稍赤，尖边红点，苔薄白，脉稍弦滑。继以前方加大腹皮10g，继服。

辨证要点：《伤寒论》原文曰："伤寒五六日，已发汗而复下之，胸胁满，微结，小便不利，渴而不呕，但头汗出，往来寒热，心烦者，此为未解也，柴胡桂枝干姜汤主之。"刘渡舟在《伤寒论十四讲》中云："用本方和解少阳兼治脾寒，与大柴胡汤和解少阳兼治胃实相互发明，可见少阳为病影响脾胃时，需分寒热虚实不同而治之。""胆热脾寒"的提出，是从北京中医药大学伤寒教研室第一任主任陈慎吾先生"少阳病有阴证机转"悟而得之。柴胡桂枝干姜汤具有和解少阳、疏肝健脾、生津敛阴的作用。本案患者肝硬化已达3年，肝、脾、肾三脏功能失调，以致气、血、痰、水瘀积于腹内而成，证属肝热脾寒，水湿内停，故予柴胡桂枝干姜汤加减治疗。方中以小柴胡汤之柴胡、黄芩和解少阳，半夏和胃降逆，太子参补气，桂枝温散寒邪，茯苓、猪苓、泽兰利水消肿，香附、延胡索疏肝理气，牡蛎软坚散结，白术健脾。诸药疏肝解郁，理气健脾，祛湿利水，宣化寒饮，达到邪去病安之效果。

鼓
胀

头 痛

头痛为临床常见症状，无论什么原因导致头部筋脉拘挛或者失养，影响脑窍，均可致头痛。中医对头痛早有认识，《内经》中即有"脑风""首风"的记载，认为其病乃因外在风邪寒气犯于头脑而致。汉代张仲景在《伤寒论》中论述了六经病头痛及辨证论治。金元时期，李东垣将头痛分为内伤头痛、外感头痛，并指出了六经头痛的症状及用药，如："太阳头痛，恶风，脉浮紧，川芎、羌活、独活、麻黄之类为主。少阳经头痛，脉弦细，往来寒热，柴胡为主"。《丹溪心法》认为头痛多因痰与火。《普济方》认为"气血俱虚，风邪伤于阳经，入于脑中，则令人头痛"。明代《古今医统大全·头痛大法分内外之因》对头痛病进行总结说："头痛自内而致者，气血痰饮、五脏气郁之病，东垣论气虚、血虚、痰厥头痛之类是也；自外而致者，风寒暑湿之病，仲景伤寒、东垣六经之类是也。"清代叶天士治疗头痛具有丰富的经验，其特点一是善用虫类药，搜风活络，二是善于祛湿。关于头痛的辨证，首先要分清内伤、外感。内伤有气虚、血虚、阴虚、肾虚、肝阳、痰浊、瘀血之分，外感要根据经脉循行明确部位，如太阳头痛连于项，阳明头痛在前额，厥阴头痛在颠顶，少阳头痛在两侧，明乎此，循经用药方能事半功倍。治疗上，外感头痛多属实证，治当以祛邪为主，因风者疏散，因寒者温散，因湿者化之，因热者清之。外感多兼风，需用风药祛风散邪，即便是寒、湿、热邪为患，亦可用风药当引经药。内伤头痛多为虚证，治疗以扶正为主，气虚当益气升清，血虚则养阴补血，风阳上扰则潜阳息风，肾虚应补肾填精，痰浊、瘀血所致头痛则应以化痰浊、活血化瘀为主。情志郁怒，长期精神紧张、忧郁，肝气郁结，失于疏泄，络脉拘急，或产后、失血之后，营血亏损，气血不能上荣于脑，髓海不充，皆可致头痛，治以扶正补虚、调理肝脾为主。

当归芍药散治疗头痛

周某某，女，23岁，主因颠顶、两侧太阳穴处疼痛3个月余于2006年10月14日初诊。患者3个月前无明显诱因出现颠顶疼痛，有紧缩感，遇风寒、温度变化及劳累时明显，头痛时影响睡眠，伴见心烦，纳馨，习惯性饮水多。

大便 2~3 日 1 行，干稀不调，溲黄，经前乳房胀，少腹隐痛不舒，经色正红，带下量多、色黄，曾于 2006 年 1 月行人流术，舌体胖，质淡，苔薄白，脉沉细而弱。证属肝脾不调，清窍失养，治以疏肝理气，健脾补虚。药用太子参 12g，炒白术 12g，茯苓 15g，当归 12g，川芎 9g，黄精 10g，白芍 12g，柴胡 8g，藁本 6g，羌活 8g，炒三仙各 12g，醋延胡索 10g，醋香附 10g，甘草 6g。7 剂，水煎服。药后颠顶疼痛、紧缩感好转，睡眠时间延长，但遇风寒仍太阳穴处疼痛，原方再进 14 剂，3 个月后随访，头痛未发。

辨证要点： 当归芍药散见于《金匮要略·妇人杂病脉证并治第二十二》，原文记载："妇人腹中诸疾痛，当归芍药散主之。"尤在泾《金匮要略心典》注曰："妇人以血为主，而血以中气为主。中气者，土气也。土燥不生物，土湿亦不生物。芎、归、芍药滋其血，苓、术、泽泻治其湿，燥湿得宜，而土能生物，疾痛并蠲矣。"该方在原文中治疗妇人妊娠后腹痛诸症，为经方中妇人用药的典型方剂。头与五脏六腑之阴精、阳气密切相关，凡能影响脏腑之精血、阳气的因素皆可成为头痛的病因，妇人长期精神紧张、忧郁，或产后、失血之后，营血亏损，气血不能上营于脑，髓海不充，皆可致头痛，与腹痛同为精血亏损、肝脾不调之证。病机相同，异病同治，此之谓也。

本案患者有流产史，根据经脉循行，颠顶疼痛为厥阴头痛，太阳穴疼痛为太阳头痛，尚伴有眠差、心烦、溲黄、经前乳房胀、少腹隐痛不舒、带下量多、色黄，舌体胖，质淡，苔薄白，脉沉细而弱等症，皆因气血亏虚，肝脾不调，清窍失养所致。徐彬《金匮要略论注》曰："痛者，绵绵而痛，不若寒疝之绞痛，血气之刺痛也。乃正气不足，使阴得乘阳，而水气胜土，脾郁不伸，郁而求伸，土气不调，则痛绵绵矣。故以归、芍养血，苓、术扶脾，泽泻泻其有余之旧水，芎䓖畅其欲遂之血气。不用黄芩，疹痛因虚，则稍挟寒也。然不用热药，原非大寒，正气充则微寒自去耳。"药用太子参、炒白术、茯苓、甘草健脾益气；当归、川芎、黄精、白芍补血活血；柴胡、醋延胡索、醋香附疏肝理气止痛；藁本为厥阴头痛引经药；羌活为太阳头痛引经药；炒三仙调和脾胃。诸药共奏补益气血、疏肝理气止痛、调和脾胃之功，因此显效。

枳术汤治疗头痛

刘某，女，29 岁，主因持续性前额痛 3 年余于 1983 年 6 月 8 日初诊。患者 3 年前于产后 7 日前额开始疼痛，以后头两侧交替疼痛，缠绵不已，月经前后加重，伴恶心呕吐。1981 年 3 月生气后双目暴盲，某医院诊为葡萄膜大脑炎，经泼尼松、地巴唑等西药及中药治疗，视力好转，但仍头痛。现自觉前额隐隐胀痛，目胀夜甚，伴胃脘胀满，心烦易怒，失眠多梦，自汗畏风，纳谷尚可，口干口苦，喜饮，月经提前，量中等，带下量多，赤白相兼，大便干，小溲正常，舌体瘦，边红，苔黄腻，脉沉弦细数。证属肝郁脾虚，湿热内阻，治以疏肝健脾，清热利湿，以枳术丸化裁，自拟香柴枳术汤加减治之。处方：柴胡 12g，荆芥穗（后下）8g，枳实 15g，炒白术 15g，香附 12g，半夏 10g，陈皮 12g，黄柏 12g，炒苍术 15g，车前子（包煎）15g，白芍 12g，鸡冠花 15g。5 剂，水煎服，分 2 次温服。

二诊：头痛大减，胃痛亦轻，带下减少，唯食后腹胀，夜寐欠安，脊背畏风发凉，舌质红，苔薄白而腻，脉沉细。既见效机，勿令更张，前方续进 5 剂。

三诊：头痛已除，口不苦，入夜胃脘略感不适，赤白带下大减。今经潮后未再头痛，舌边红，苔薄黄，脉沉细尺弱。治宗前法，上方去白芍，加茯苓 20g 以理脾渗湿，再进 6 剂，以图全功。

辨证要点：《金匮要略》曰："心下坚，大如盘，边如旋盘，水饮所作，枳术汤主之。"枳术汤降气破积化饮，为消导方之代表。本案患者为肝郁脾虚头痛，其特点是头两侧胀痛或前额作痛，伴有心烦易怒，失眠多梦，胁痛，胃脘胀满，大便时干，舌体瘦，边红，苔黄腻，脉沉弦细数。此证每因忧思恚怒，肝气郁结，或情志抑郁，气机不畅，以致经脉阻滞所致，盖肝之经脉上贯膈，分布于胁肋，上行连目系，出于额，与督脉会于颠顶，与足少阳胆经互为表里，肝气郁结，经脉阻滞，势必影响少阳，故疼痛以头两侧或前额多见，肝郁乘土，脾胃受戕，运化失职，水饮内停中焦，故有脘腹胀满等症。张志聪《侣山堂类辩》曰："《金匮要略》用枳术汤治水饮所作，心下坚大如盘……后人不知胃强脾弱用分理之法。咸谓一补一消之方。再按《局方》之四物汤、二陈汤、四君子汤，易老之枳术丸，皆从《金匮》方套出，能明乎先圣立方大义，后人之方，不足法矣。"治宜疏肝健脾，行气解郁，以枳术汤化裁，自拟香柴枳术汤（柴胡、香附、枳实、白术、荆芥穗、白芍、山药、陈皮）治之。以柴胡、香附、陈皮疏肝理气；白芍养血柔肝；荆芥穗祛风作为引经药；枳实、白术、半夏健脾和胃，益气祛湿，炒苍术、黄柏、车前子清热燥湿，清利湿热；鸡冠花清热利湿止带。诸药共奏疏肝理气、健脾祛湿之功。

眩　晕

眩晕可由多种原因所引起，早在《内经》就指出眩晕与外感、内伤有关，如《灵枢·大惑论》指出："故邪中于项……入于脑则脑转。"《素问·至真要大论篇》曰："诸风掉眩，皆属于肝。"汉代张仲景承《内经》外感、内伤致病的理论，进一步论述了六经之病均可导致眩晕，更提出了痰饮致眩晕的机制和温阳化饮治疗眩晕的方法。后李东垣进一步认为脾胃气虚、痰浊上逆是眩晕发作的主要原因，朱丹溪更明确提出"无痰则不作眩"。此外，中医还有"无风不作眩""无虚不作眩"的说法。当今，由于生活条件改善，饮食已成为主要的致病因素，过食肥甘厚味，损伤脾胃，脾胃运化失司，水湿内停，致使清阳不升，浊阴不降，而发为眩晕，应以温阳化饮的方法治疗，使水饮消散，清阳上升，眩晕可止。

苓桂术甘汤治疗眩晕

何某，女，41岁，干部，北京人，主因头昏脑胀、眼花目暗6年于2006年3月28日初诊。患者平时肢凉怕冷，神倦乏力，心慌，胸闷，耳鸣，眠差梦多，纳谷不馨，口干不欲饮，时有眩晕发作，发则头晕、脑胀、眼花目暗、恶心呕吐、视物旋转，身体晃动，站立不稳，甚者突然晕倒，每次发作需数日后才能逐渐缓解，多方求医，久治未效，舌淡苔白，脉细缓。中医诊为眩晕，证属心脾阳虚，寒饮中阻，治以温阳蠲饮、健脾化湿、养心安神法。药用茯苓15g，桂枝10g，白术15g，甘草4.5g，党参12g，厚朴10g，炒酸枣仁10g，远志10g，泽泻6g，红枣4枚。7剂，水煎服。

二诊：服上药后，诸症好转，精神渐复。既见效机，原方续进7剂。

三诊：药后诸症锐减，仅食欲欠佳，身倦乏力，大便时溏，舌淡苔白，脉沉缓。此为寒湿虽化，脾运未健，拟益气健脾法，处方：党参15g，白术12g，茯苓15g，甘草5g，陈皮10g，砂仁（后下）6g，法半夏10g，焦三仙各12g，莲子肉15g，山药15g，生姜3片，红枣4枚。7剂，水煎服。药后诸症消失，随访1年，未见复发。

辨证要点：《伤寒论》第67条曰："伤寒若吐若下后，心下逆满，气上冲胸，起则头眩，脉沉紧，发汗则动经，身为振振摇者，茯苓桂枝白术甘草汤主之。"指出了误用吐下，损伤脾胃之阳，中焦阳虚，寒饮内停而致头眩、身振振摇、站立不稳的证候。《金匮要略·痰饮咳嗽病脉证并治第十二》第 16 条载："心下有痰饮，胸胁支满，目眩，苓桂术甘汤主之。"《金匮要略·痰饮咳嗽病脉证并治第十二》第 17 条载："夫短气有微饮，当从小便去之，苓桂术甘汤主之，肾气丸亦主之。"据条文字面意思，苓桂术甘汤主治心下逆满，气上冲胸，头眩，心下有痰饮，胸胁支满，目眩。本案患者平素怕冷，系阳虚体质，复因饮食等因素损伤中阳，致脾胃阳虚，运化失司，寒饮内停，而致眩晕，水气上凌于心，则心慌不制，心阳衰微，则昏扑倒地，治疗应以温药和之，苓桂术甘汤有温阳化饮之功。《医宗金鉴·删补名医方论》曰："《灵枢》谓心包络之脉动则病胸胁支满者，谓痰饮积于心包，其病则必若是也。目眩者，痰饮阻其胸中之阳，不能布精于上也。茯苓淡渗，逐饮出下窍，因利而去，故用以为君。桂枝通阳输水走皮毛，从汗而解，故以为臣。白术燥湿，佐茯苓消痰以除支满。甘草补中，佐桂枝建土以制水邪也。"方中加党参助桂枝、甘草复其阳气，使阴得阳而化；泽泻助茯苓、白术利湿健脾，使阴消阳自得复；酸枣仁、远志养心安神；厚朴、大枣一刚一柔，宽中燥湿健脾。药后阳复阴消，长达 6 年之久的眩晕得以告愈，再以四君、香砂之剂增损，补脾化湿，理气祛痰，健运中土，使寒饮无再生之虑，杜绝了疾病复发的根源。

小陷胸汤治疗眩晕

陈某某，女，30 岁，体重 160 余斤，身高 162cm，主因头晕 2 年于 2009 年 4 月初诊。患者 2 年多前因夜间加班，加之情志不舒，出现头晕，紧张时易发作，伴见面部发热，色潮红，休息后缓解，近 2 个月发作频繁，在同仁医院检查示左耳平衡功能下降，脑 CT 等检查未见明显异常。曾服银杏叶片等中西药及行针灸治疗，效果不持久。刻下症见时晕眩，伴头面发热，心率加快，寐不实，多噩梦，纳可，恶心，平素喜饮冷、食辛辣之物，时感心烦热，月经调，末次月经为 2009 年 11 月 10 号，大便日 1~2 次，成形，小便调，面色红，体形丰腴，舌红苔白，脉弦细。中医诊断为眩晕，证属痰浊中阻，热邪上扰，治以宽胸清热涤痰法。处方：瓜蒌 20g，黄连 10g，姜半夏 12g，枇杷叶 12g，荷梗（后下）12g，苏梗（后下）12g，炒杏仁 9g，炒薏苡仁 30g，茯苓 30g，僵蚕 10g，胆南星 10g，天麻 12g，生白术 20g，炒莱菔子 15g，珍珠母（先煎）30g，生姜 1 片。14 剂，水煎服，日 1 剂。

辨证要点：小陷胸汤证病机为痰热内结，气郁不通，故胸闷脘痞，按之则痛。本案患者发病诱因是情志不舒，发作时伴有心率加快，恶心，心烦，且体态丰腴，体内应有痰湿之邪上扰清窍，痰热结于心下，气血运行不畅，证属痰热内蕴，肝气挟痰上扰，非阴虚阳亢，故镇肝息风不效。柯琴《伤寒来苏集·伤寒附翼》卷上曰："热入有浅深，结胸分大小。心腹硬痛，或连小腹不可按者，为大结胸，此土燥水坚，故脉亦应其象而沉紧。止在心下，不及胸腹，按之知痛不甚硬者，为小结胸，是水与热结，凝滞成痰，留于膈上，故脉亦应其象而浮滑也。秽物据清阳之位，法当泻心而涤痰。用黄连除心下之痞实，半夏消心下之痰结，寒温并用，温热之结自平。栝楼实色赤形圆，中含津液，法象于心，用以为君，助黄连之苦。且以滋半夏之燥，洵为除烦涤痰、开结宽胸之剂。虽同名陷胸，而与攻利水谷之方悬殊矣。"朱丹溪云："无痰不作眩。"故此证治宜清热化痰，疏肝理气。药用瓜蒌清热化痰；黄连泻热降火；生姜温散开结；半夏降逆消痞，辛开苦降，清热涤痰，散结开痞；荷梗、薏苡仁、茯苓利水化湿；枇杷叶、胆南星、僵蚕化痰降气；天麻平肝息风，为治疗眩晕的要药；生白术、炒莱菔子理气通便；苏梗、杏仁降逆，降肺气化痰；珍珠母镇静安神。

瘿 瘤

瘿瘤系七情内郁，气结痰凝，结聚于颈前，逐渐肿大，结而成块。西医甲状腺瘤属于"瘿瘤"范畴。早在战国时期就有瘿瘤的记载，隋代《诸病源候论》指出瘿瘤主要与情志内伤及水土因素有关。从唐朝到宋，对瘿瘤的病机分析及治疗已积累了丰富的理论经验。金元至明清时期，对于瘿瘤的病机，诸医家强调了气滞、血瘀、痰浊的作用，治疗上，除继承前人清瘿散结的治法外，在理气、活血、化痰应用上又有新的进展。近代对本病的治疗以理气化痰、消瘿散结为基本原则，适当配合活血化瘀、滋阴降火等。有脾胃气虚、脾肾阳虚者，又当虚实兼顾，攻补兼施。

半夏厚朴汤治疗瘿瘤

张某，女，38岁，主因查出甲状腺瘤3个月于2009年5月初诊。患者近期自觉咽部不适，做B超查出甲状腺瘤，大小为3.8cm×3.5cm，因不愿手术求助中医治疗。患者颈部压痛，有牵掣感，喉间痰黏，易紧张，便干，苔白，脉弦涩，中医诊断为瘿瘤，证属气滞痰聚，治以行气解郁，化痰散结。方以半夏厚朴汤加减治疗，药用法半夏10g，厚朴12g，茯苓30g，苏叶（后下）10g，黄药子12g，夏枯草15g，昆布12g，生姜3片。患者共服42剂而甲状腺瘤消失。

辨证要点：半夏厚朴汤出自《金匮要略》，原文曰："妇人咽中如有炙脔，半夏厚朴汤主之。"《医宗金鉴·订正金匮要略注》曰："咽中如有炙脔，谓咽中有痰涎，如同炙脔，咯之不出，咽之不下者，即今之梅核气病也。此病得于七情郁气，凝涎而生。故用半夏、厚朴、生姜，辛以散结，苦以降逆；茯苓佐半夏，以利饮行涎；紫苏芳香，以宣通郁气，俾气舒涎去，病自愈矣。此证男子亦有，不独妇人也。"《备急千金要方》提出半夏厚朴汤治疗"胸满，心下坚，咽中帖帖，如有炙脔，吐之不出，吞之不下"，包括慢性咽喉炎、胃神经症、疮病等，为治无形气郁痰凝证之方。路老取其行气解郁、化痰散结之功，常用治甲状腺瘤、颈淋巴结肿、颈前血管瘤、声带息肉及甲状腺癌、食管肿瘤等有形的气郁痰聚之证。方用半夏辛温化痰散结，降逆和胃，为君药；厚朴下气除满，助半夏散结降逆，为臣药；生姜辛温散结和胃，制半夏之毒；茯苓健脾利水；苏叶芳香行气，理肺疏肝，助厚朴行气宽胸，宣通郁结之气，共为佐使药。又加黄药子、夏枯草、昆布化痰散结消瘤。全方共奏行气解郁、化痰散结之功。

水 肿

　　水肿为体内水湿停留面目、四肢、胸腹，甚至全身浮肿的疾患。表虚不固，风邪与水湿郁于肌腠，症见汗出恶风，身重而小便不利，舌淡苔白，证属风水。由五脏功能失调所引起的水肿，临床较为多见。

　　心衰是指心体受损，脏真受伤，心脉"气力衰竭"所致的危重病症，是一种以喘息心悸、不能平卧、咳吐痰涎、水肿少尿为主要表现的脱类疾病。心衰因肺源性心脏病、心痹、胸痹（心痛）、高原胸痹或风眩等病迁延日久，或过度劳累，损伤心气，阳气虚衰，搏血或运血无力，气虚血瘀，心脉不畅等引起；或突发心动悸，本已虚弱之心气无力以应，而诱发或加剧心衰；心阳不足，经气不利，血行不畅，水气内停，泛滥肌肤，凌心射肺，则发为心悸、喘促、水肿等症，而为心衰。其发生机制在于心体受损，真气衰竭，心脉瘀阻，水饮内停，故治疗当"损其心者，调其营卫"，祛邪扶正，标本同治，以强心利水、活血化瘀为根本大法。

　　尿毒症属中医学"肾厥""关格""水毒""水肿"等范畴，其发病主要由于外邪侵袭，日久缠绵不愈，使肾之脉络郁闭，导致气化不行，气血不能运行，遂成水肿。日久肾阴阳俱虚，水气上犯，逆侮脾土，脾失健运，升降失常，肺气失于濡养，宣肃失权，如此肾、脾、肺三脏功能失调，水气逆乱，伤及五脏，凌心则出现神昏、谵语等神志症状及心悸等，伤肝则肝风内动，出现颤抖、脉弦等。尿毒症病情复杂，属于本虚标实，虚者包括气血阴阳血，涉及五脏六腑，实者为湿浊、血瘀、痰浊、水饮。虚实可夹杂，因实可致虚，虚的基础上又可产生实邪。临证当审虚实，查阴阳，定脏腑，分清病在何脏，判断邪实是湿热、痰浊，还是瘀血，以急则治标、缓则治本、标本同治的原则灵活施治。尿毒症病情复杂，日久五脏功能失调，而重在肾阴阳俱虚，产生湿浊、痰瘀互结等证，治疗以补肾为本，标本同治，补肾同时祛湿、化痰、活血化瘀。

防己黄芪汤治疗特发性水肿

　　江某，男，42岁，主因下肢水肿半年于2008年11月19日初诊。患者于今年6月发现双膝至踝部出现凹陷性水肿，睡觉后减轻，在昆明医院查心、肝、肾未见明显异常，口服中药未见好转，每当喝酒后出现腿胀，浮肿明显，脚踝部不肿，饮食、睡眠、二便可。11月13日在我院门诊检查发现尿酸、载脂蛋白、总胆固醇、低密度脂蛋白升高，癌胚抗原值为6.26，B超示胆囊多发息肉，双下肢深静脉瓣功能不全，尿常规正常。患者有椎间盘突出史，平时怕热，饮酒多，舌边尖红，苔薄白，脉沉细小弦。证属湿热蕴结，湿阻血瘀，治以清化湿热，佐以和血。处方：生黄芪20g，防风12g，汉防己15g，萆薢15g，土茯苓30g，炒杏仁9g，炒薏苡仁30g，青风藤15g，忍冬藤18g，炒苍术12g，黄柏10g，川牛膝12g，益母草15g，泽泻12g，虎杖15g，炒莱菔子15g。14剂。药后浮肿减退，以上方进一步化裁，嘱清淡饮食，1个月后复查尿酸、血脂值均下降。

辨证要点： 防己黄芪汤出自《金匮要略》，原文曰："风湿脉浮身重，汗出恶风者，防己黄芪汤主之。"《金匮要略·水气病脉证并治第十四》曰："风水脉浮身重，汗出恶风者，防己黄芪汤主之，腹痛者加芍药。"周岩《本草思辨录》指出，防己能"引之（水饮）走三焦故道"。黄芪味甘性温，入肺、脾二经，具升发之性，能补气升阳，固表止汗，利水消肿，善走肌表，是治疗表虚及虚性水肿的要药。张山雷在《本草正义》中赞其"能直达人之肤表肌肉，固护卫阳，充实表里，是其专长，所以表虚诸病，最为神剂"。《医学衷中参西录》载其"善利小便"。黄芪益气固表，且能行水消肿，与防己、防风相伍，固表补气利水之力更强，体现了标本兼顾的配伍形式；炒苍术、黄柏、川牛膝、炒薏苡仁、虎杖清热利湿消肿；炒杏仁宣肺利水；炒莱菔子消食化痰以健脾；土茯苓、泽泻、萆薢淡渗利湿；益母草活血利水；青风藤、忍冬藤配川牛膝活血通络。诸药相合，表气得固，水道通利，脾气健运，则水湿诸证自解。

真武汤治疗心衰水肿

韩某某，女，72岁，河南信阳人，主因双下肢无力行走2年余于2008年1月10日初诊。患者于2005年7月8日发烧，次日昏迷（3天后清醒），出现双下肢不能动，伴呛咳，后到信阳市中医院诊治，诊断为格林—巴利综合征，经服用药物治疗下肢活动无好转，后曾到上海长征医院、北京天坛医院就诊，均诊断不明确，且病情无好转。近2个月来，出现下肢浮肿、心悸、憋闷，腹部皮肤青筋暴露，在信阳中医院以心衰诊治，病情有所好转。本次发病以来饮食可，双下肢无力，不能站立行走，深感觉正常，上肢感觉及活动度、肌力大致正常，纳眠可，二便正常。糖尿病、冠心病病史10余年。信阳中医院B超示肝实质弥漫性损伤，胆囊增大，胆囊壁水肿，门静脉内径增宽，腹腔积液。动态心电图显示房性早搏，部分呈二、三联律，室性早搏，完全性右束支传导阻滞，ST段改变，心率变异性降低。曾服真武汤合葶苈大枣泻肺汤加减而下肢肿见消。临证查见脘腹胀满，青筋怒张，按之痞硬，舌居中，口角不偏，舌质暗红，中后部为黄苔，舌下脉络青紫，脉弦滑尺弱。患者高龄，且久患心、脾之疾，肝、胆等多脏器受损，中医辨证为心脾两虚，阳虚水泛，治以健脾益气、疏肝和血，予消补兼施之剂。药用太子参20g，制附子（先煎）12g，茯苓30g，炒白术15g，炒白芍12g，桃仁10g，葶苈子（包煎）15g，厚朴花12g，水红花子12g，丹参15g，郁金12g，莪术8g。用葫芦瓢80g煮水取汁，过滤煎上药，7剂。并服用丹七片。同时给予西洋参6g，麦冬10g，生麦芽20g，五味子5g，佛手9g，茯苓20g，7剂，水煎当茶饮。药后下肢肿消，胸闷减轻，续以前法调理3个月，水肿、胸闷、下肢无力均明显好转。

辨证要点：《伤寒论·辨少阴病脉证并治第十一》曰："少阴病，二三日不已，至四五日，腹痛，小便不利，四肢沉重疼痛，自下利者，此为有水气，其人或咳，或小便利，或下利，或呕者，真武汤主之。"真武汤为治疗脾肾阳虚、水湿泛溢的基础方。盖水之制在脾，水之主在肾，脾阳虚则湿难运化，肾阳虚则水不化气而致水湿内停。肾中阳气虚衰，寒水内停，则小便不利；水湿泛溢于四肢，则沉重疼痛，或肢体浮肿；水湿流于肠间，则腹痛下利；上逆肺胃，则或咳或呕；水气凌心，则心悸；水湿中阻，清阳不升，则头眩。若由太阳病发汗太过，耗阴伤阳，阳失温煦，加之水渍筋肉，则身体筋肉瞤动，站立不稳。其证因于阳虚水泛，故治疗当以温阳利水为基本治法。本方以附子为君药，附子辛甘性热，用之温肾助阳，以化气行水，兼暖脾土，以温运水湿；臣以茯苓，利水渗湿，使水邪从小便去，白术健脾燥湿。白芍为佐药，其义有四：一者利小便以行水气，《神农本草经》言其能"利小便"，《名医别录》亦谓之"去水气，利膀胱"；二者柔肝缓急以止腹痛；三者敛阴舒筋以解筋肉瞤动；四者可防止附子燥热伤阴，以利于久服缓治。

本案患者年高，久患心、脾之疾，肝、胆等多脏器受损，而脘腹胀满，青筋怒张，按之痞硬，更增心之负担，查脘腹胀满，青筋怒张，按之痞硬，舌居中，口角不偏，舌质暗红，中后部为黄苔，舌下脉络青紫，脉弦滑尺弱，系心脾两虚、阳虚水泛所致。水之所制在脾，水之开关在肾，脾阳虚，则湿积而为水，肾阳虚，则聚水而从其类，水湿聚而不化，溢于肌肤，则四肢沉重疼痛，甚则水肿，故选《伤寒论》中真武汤以温阳利水，健脾补肾和肝，益气养血，药用太子参、白术健脾益气，温中和胃；制附子、茯苓、炒白芍温阳散寒利水；水红花子、桃仁、莪术活血行气，消结散瘕；丹参、郁金疏肝利胆，活血化瘀；厚朴花下气宽中；葶苈子开肺气利水。并用葫芦瓢煎水取汁以煎药，加强其利水之效。同时佐用丹七片以活血，配以代茶饮以益气生津，健脾和胃。年高久病，本虚标实，宜消补兼施，缓调之，忌大攻大补，饮食宜清淡，心情宜调畅，若能脘腹胀消，则会有转机，更须预防感冒，慎之。

桂枝甘草汤治疗尿毒症水肿

石某，女，26岁，内蒙古马达市人，1984年11月1日入院。主因双下肢浮肿7年，头晕恶心11个月。症见面色晦暗，虚浮无华，烦躁不宁，夜寐不安，下肢浮肿，小便短少，舌淡，苔黄腻，脉沉滑。中医诊断：水肿（气虚湿聚）；眩晕（浊犯清窍）。西医诊断：慢性肾炎；尿毒症。11月30日，患者病情加重，猝喘，胸闷，短气不续，呼吸急促，不能平卧，彻夜难寐，除输氧外，先后应用氨茶碱、呋塞米（速尿）、冠心苏合丸、硝酸异山梨酯（消心痛）、地西泮（安定）等药，病情未能控制。至12月2日重复应用上药仍未效，症状加重，面色灰暗，唇发绀，呼吸每分钟30次，呼吸困难须不时拊其胸背，已三昼两夜未得眠。晚8时，烦躁不宁，反复颠倒，舌淡胖有齿痕，苔秽滑腻，脉沉细数。脉证合参，属秽浊中阻，充斥三焦，气机阻滞，心阳欲绝，急当扶阳抑阴，仿用仲景桂枝甘草汤，桂枝30g，炙甘草10g，水煎出100ml，顿服。服药不到10分钟，其喘若失，酣然入睡。次日晚餐后，患者自搬木椅观看电视，神态自若，判若两人。

辨证要点：《伤寒论》原文曰："发汗过多，其人又手自冒心，心下悸，欲得按者，桂枝甘草汤主之。"桂枝甘草汤是治疗心阳暴脱的方子，其病机主要是心阳衰微，阴寒内盛，血失气帅，血行无力，即《素问·生气通天论篇》云："阳不胜其阴，则五脏气争，九窍不通。"故采用急则治标，甚者独行的法则，扶阳抑阴，温通心阳为先，首选复心阳之祖方桂枝甘草汤。《伤寒附翼》曰："此补心之峻剂也。桂枝本营分药，得甘草则内补营气而养血，从甘也。此方用桂枝为君，独任甘草为佐，以补心之阳，则汗出多者，不至于亡阳矣；姜之辛散，枣之泥滞，固非所宜；并不用芍药者，不欲其苦泄也。甘温相得，气和而悸自平。"桂枝辛温，入心助阳，炙甘草甘温，和中益气，二者相配，辛甘合化，使心阳得复，血脉流畅，气有所载，其喘自平。

四逆汤治疗尿毒症水肿

丁某，女，41岁，已婚，工人，1984年11月29日入院。主因腰痛、浮肿10年，呕吐8个月，加重1个月入院。症见面色无华，软弱无力，动即喘喝，暮寒夜热，下肢肿胀，呕吐频作，手足逆冷，身冷添衣不减，下利日十余行（常服大黄煎剂），舌淡胖，苔薄黄微腻，脉沉细无力。中医诊断：虚损（阴阳两亏）；呕吐（秽浊中阻）。西医诊断：慢性肾炎；尿毒症。12月22日因肺部感染下病危通知。12月23日临睡前突然胸闷憋气，心悸加重，张口抬肩，翕胸撷肚，气喘欲窒，言语困难，烦躁不安，面色惊恐，神志恍惚，舌淡润，苔薄，脉细数。证属阴寒内盛，浊气上冲（重证），治以温阳救逆，选仲景茯苓四逆汤，药用茯苓20g，党参15g，制附子12g(先煎)，干姜12g，炙甘草10g。水煎服。头煎服后，喘闷递减，安然入睡。

辨证要点：《伤寒论》原文曰："少阴病，脉沉者，急温之，宜四逆汤。""大汗，若大下利而厥冷者，四逆汤主之。大汗出，热不去，内拘急，四肢疼，又下利厥逆而恶寒者，四逆汤主之。"《金匮要略》指出："下利，腹胀满，身体疼痛者，先温其里，乃攻其表，温里宜四逆汤，攻表宜桂枝汤。"《伤寒明理论》云："此汤申发阳气，却散阴寒，温经暖肌，是以四逆名之。甘草味甘平，〈内经〉曰寒淫于内，治以甘热，却阴扶阳，必以甘为主，是以甘草为君；干姜味辛热，〈内经〉曰寒淫所胜，平以辛热。逐寒正气，必先辛热，是以干姜为臣；附子味辛大热，〈内经〉曰辛以润之。开发腠理，致津液通气也。暖肌温经，必凭大热，是以附子为使，此奇制之大剂也。四逆属少阴，少阴者，肾也，肾肝位远，非大剂则不能达，〈内经〉曰远而奇偶，制大其服，此之谓也。"四逆汤回阳救逆，治疗阳虚阴寒内盛之证。本案患者长期服用大黄泻剂，呕、利频作，脏腑败馁，阴阳俱虚，已成虚损痼疾，所以肺受外邪侵袭，病即告危。呕、利、水肿为脾阳欲绝；息促、张口抬肩为肾阳衰微，纳气无权。四逆汤为回阳救逆之重剂，本案处方由四逆汤加党参，再加茯苓而成，名茯苓四逆汤，寓干姜附子汤之意，以破阴回阳，阳气得复，则阴霾四散；寓茯苓甘草汤之意，针对水饮为患，先治其水，不治厥而厥自回，不治喘而喘自安；重用党参益气养阴，茯苓养心宁神，降逆平冲，利水通阳。

淋　证

　　淋证是以小便频急、淋漓不尽、尿道涩痛、小腹拘急、痛引脐中为特征的病症，多因肾虚，膀胱湿热，气化失司，水道不利所致，西医学之泌尿系感染归属于中医"淋证"范畴。根据淋证的临床表现可分为热淋、血淋、气淋、石淋、膏淋、劳淋、冷淋、子淋、产后淋等证候。淋证之名首见于汉代张仲景的《金匮要略》，淋证方药之记载始于唐代孙思邈的《备急千金要方》。后世医家对本病的认识逐渐充实和完善，积累了一些治疗本病的理论和经验方剂。综合各家之说，淋证的病因以湿热为主，病位在肾与膀胱，病初多为邪实之证，病久则由实转虚，如邪气未尽，正气已伤，则表现为虚实夹杂。治疗上实证以清利湿热、虚证以补肾扶正为基本原则。膀胱湿热者，清热利湿；血热妄行者，凉血止血；气滞血瘀者，理气化瘀；砂石结聚者，涤除砂石；正虚不足者，或补肾，或补脾，或益气养阴；虚实夹杂者，当补泻兼施或攻补并用。

桃核承气汤治疗淋证

　　李某，男，36岁，主因尿频、尿急半个月，于2001年3月初诊。患者1年前曾出现尿频、尿急症状，西医诊断为尿路感染，用抗生素治疗后缓解，但时感腰腹隐痛及小腹不适，半个月前复发，出现尿频、尿急、尿痛症状，经西医诊治，尿常规及B超检查均正常，尿培养为阴性，膀胱镜提示膀胱三角区炎。曾服用石韦散、知柏地黄丸和金钱草等，效果不明显。刻下症见小腹连及尿道有急胀、烧灼感，颇为痛苦，小便频急，尿色清，大便干结难解，口苦口干，但身无寒热。察其形体偏瘦，面色萎黄，痛苦病容，舌上有瘀点，苔薄黄而干，脉沉细。此为病久入络，瘀久化热，瘀热积于膀胱所致之膀胱蓄血证。腑以通为用，以通下逐瘀法治之，用桃核承气汤加减。处方：桃仁15g，大黄（后下）6g，桂枝12g，牡丹皮15g，石韦15g，淡竹叶12g，甘草梢6g。5剂，水煎服。

　　二诊：自诉药后大便通畅，下腹及尿道胀、烧灼感及尿频急、腰痛均已消失，尚有疲乏感。舌干少津，瘀点色淡，脉沉弱，乃瘀热去而气阴已伤。以上方加知母8g、黄柏8g、太子参12g以益气阴，清余热，继服5剂，水煎服。

三诊：药后诸症消失，继以上方 3 剂巩固。

辨证要点： 本案患者膀胱湿热反复发作，曾服用知柏地黄丸、石韦散等，症状未缓解，并伴有大便不通，故考虑病久入络，瘀热郁于膀胱，属于膀胱蓄血证，使用桃核承气汤治疗。桃核承气汤见于《伤寒论》，原文曰："太阳病不解，热结膀胱，其人如狂，血自下，下者愈。其外不解者，尚未可攻，当先解其外，外解已，但少腹急结者，乃可攻之，宜桃核承气汤。"桃核承气汤具有逐瘀泄热之功效，主治膀胱蓄血证。唐容川《血证论》有云："桂枝禀肝经木火之气，肝气亢者，见之即炽；肝气结者，遇之即行。故血证有宜有忌。此方取其辛散，合硝、黄、桃仁，直入下焦，破利结血。瘀血去路不外二便，硝、黄引从大便出，而桂枝兼化小水，此又是一层意义。"本案患者膀胱炎反复发作，经用抗生素或中药清热利湿之剂，效果不佳，遵久病入络之义，诊断为瘀热在膀胱，故使用桃核承气汤治疗，方中大黄苦寒泄热，通下逐瘀，为涤荡下焦瘀热之要药；桃仁辛润，破血逐瘀，善解小腹急结；用桂枝之辛通而不在解外，因辛能行气，活血通经，以助桃仁破血以清除络中瘀滞之用；石韦清利膀胱湿热，淡竹叶、甘草梢清热，牡丹皮凉血活血，清血中瘀热。全方清热利湿，祛瘀活血行血，通下焦瘀热，故治疗瘀热在膀胱之证，取得了很好效果。

猪苓汤治疗血淋

王某，男，68 岁，主因血尿 3 天于 2008 年 5 月 20 日初诊。患者小便不通，经西医导尿出现尿血，伴小便不畅，腹胀，大便不通，心烦闷，舌红，苔黄，脉沉数。此为热结膀胱，伤及血络，出现尿血，伴腹部不适症状，称为血淋。热传阳明，故大便不通，因患者为老年人，原有前列腺肥大，本肾阴虚之体，复出现尿血，辨证属于阴虚血热互结，符合《伤寒论》猪苓汤证，故予猪苓汤加减治疗。处方：猪苓 15g，茯苓 20g，泽泻 15g，滑石 20g，阿胶（烊化）12g，芒硝（后下）15g。3 剂，水煎服。

二诊：药后大便即通，尿血止，小便仍不通畅，上方加车前草 20g，石韦 15g。7 剂，水煎服。药后诸症消失，病情缓解。

辨证要点： 猪苓汤出自《伤寒论》，原文曰："若发热脉浮，渴欲饮水，小便不利者，猪苓汤主之。"罗美《古今名医方论》云："仲景制猪苓一汤，以行阳明、少阴二经水热，然其旨全在益阴，不专利水。盖伤寒在表，最忌亡阳，而里虚又患亡阴。亡阴者，亡肾中之阴与胃中之津液也。故阴虚之人，不但大便不可轻动，即小水亦忌下通，倘阴虚过于渗利，津液不致耗竭乎？方中阿胶养阴，生新祛瘀，于肾中利水，即于肾中养阴。滑石甘滑而寒，于胃中去热，亦于胃家养阴。佐以二苓之淡渗者行之，既疏浊热，而又不留其瘀壅，亦润真阴，而不苦其枯燥，源清而流有不清者乎？顾太阳利水用五苓者，以太阳职司寒水，故急加桂以温之，是暖肾以行水也。阳明、少阴之用猪苓，以二经两关津液，特用阿胶、滑石以润之，是滋养无形以行有形也。利水虽同，寒温迥别，惟明者知之。"猪苓汤治疗水热互结证，具有滋阴清热利水功效。柯琴在《伤寒来苏集》中对猪苓汤注释曰："二苓不根不苗，成于太空元气，用以交合心肾……阿胶味厚，乃气血之属，是精不足者，补之以味也。泽泻气味轻清，能引水气上升，滑石体质重坠，能引火气下降，水升火降，得既济之理矣。且猪苓、阿胶，黑色通肾，理少阴之本；茯苓、滑石，白色通肺，滋少阴之源；泽泻、阿胶，咸先入肾，培少阴之体；二苓、滑石，淡渗膀胱，利少阴之用……五物皆润下，皆滋阴益气之品……以此滋阴利水而生津，诸症自平矣。"猪苓汤中猪苓、茯苓、泽泻淡渗利水，滑石清利湿热，阿胶养阴补血，加入芒硝15g，乃热传阳明，大便不通，芒硝通腑泄热通便，邪热从二便出，血淋即止。

消　渴

消渴是指饮食不节和情志失调等引起的以多饮、多食、多尿、形体消瘦，或尿有甜味为特征的病症。自宋代王怀隐等著《太平圣惠方》根据三多症状的偏重提出三消理论，即饮水多为上消，饮食多为中消，多尿为下消，金元时期刘河间、张子和又进一步提出三消燥热说，主张以清热泻火、养阴生津为治则。后世对于三消的治疗又有发展，如戴元礼注重益气，提出专用黄芪饮（黄芪、甘草）加减治三消；李梴《医学入门》主张治疗消渴重补脾益肾，提出"治渴初宜养肺降心，久则滋肾养脾"；赵献可则力主三消肾虚学说，提倡治三消以治肾为本；清代黄元御、郑钦安则认为消渴当责之于肝，成为后世治肝的理论依据。历代各家见仁见智，其理论均出自各自的临床经验，对于我们临证具有一定参考价值，临床应根据体质及临床症状，灵活治之。

真武汤治疗顽固性消渴

孟某，女，56岁，干部，于2004年5月16日初诊。患者烦渴多饮1年余，近1个月加重，每昼夜饮5~6暖瓶水，渴仍不解，经某三级甲等医院检查排除糖尿病、尿崩症，但诊断未明。曾服用六味地黄丸、增液承气汤、白虎汤、沙参麦冬汤、生脉饮、消渴方等滋阴清热、益气生津止渴等方百余剂，而渴依然，故请路老诊治。症见烦渴多饮，喜热恶凉，饮而不解渴，食纳一般，尿频、量多，头晕目眩，周身酸重，腰腿疼痛，尤其膝以下怕冷发凉，且有轻度水肿，伴见心慌易烦，失眠多梦，大便干结，3日1行，舌红，苔黄，脉沉细略数。综合脉症，乃阳虚水泛、气不化津之候，故治以真武汤加味，以温阳利水，化气生津。药用制附子（先煎）8g，白芍12g，茯苓20g，炒白术15g，太子参10g，麦冬10g，山药10g，芡实12g，金樱子12g，生姜3片为引。7剂，水煎服。

药后口渴大减，每昼夜喝1~2暖瓶水即可，大便通畅，下肢肿消，且转温暖。此为肾阳渐复，气化得行，仍宗原方加减，附子减量为6g，再进10剂。

后经用金匮肾气丸缓缓调理，诸症得以缓解。后随诊10个月，病未复发。

辨证要点：真武汤温阳利水，用于治疗阳虚水泛之证。陈士铎《石室秘录》

云："消渴之症，虽分上中下，而肾虚以致渴，则无不同也。故治消渴之法，以治肾为主，不必问其上中下之消也。"本案患者烦渴引饮，饮不解渴，乃肾阳衰微，气不化津所致，阳虚失于固摄，故小便频数而量多，少阴阳虚不能制水，故见水气泛滥于上下内外。如水气凌心则心悸，上犯清阳则眩晕，泛溢肌肤则周身酸困，足跗水肿；阳虚失于温煦故膝下寒冷；舌红苔黄，心烦失眠，乃肾阳虚衰、虚阳上越之象；大便干结为阳虚寒凝之征。患者烦渴不解，舌红苔黄，大便干结，脉略数，乍看似属阳明热证，但用清热泻火、生津止渴及增液通便法不效，加之脉来沉细，显非实证可知，是为假象，若重蹈覆辙，未免犯虚虚之戒。患者虽烦渴不解，但渴喜热饮，且下肢水肿、寒冷，舌虽黄，但不燥，脉虽有数象但沉细，病机实属阳虚水泛、气不化津之候。路老独具慧眼，辨真伪，抓病机，不为假象所惑，巧用真武汤温阳化气利水。柯琴在《伤寒来苏集》中评价真武汤之功效："壮元阳以消阴翳，培土泄水，以消留垢。"方中"君大热之附子，以奠阴中之阳；佐芍药之酸苦，以收炎上之气；茯苓淡渗，止润下之体；白术甘温，制水邪之溢；生姜辛温，散四肢之水。使少阴之枢机有主，则开阖得宜，小便得利，下利自止，腹中四肢之邪解矣"。由于本案患者烦渴多饮，尿频量多，已现伤阴之象，故用制附子温阳化气行水，加生姜助行水动，茯苓、白术健脾以助中州，白芍养阴，配太子参、麦冬、山药益气生津，加芡实、金樱子益肾固摄，体现了路老灵活辨证、标本同治的治病思想。

消渴

耳 鸣

耳鸣的病因分为外感、内伤两个方面,《内经》认为内伤耳鸣多与元气不足、肾虚精亏、髓海空虚有关。由于肝胆经脉与耳相连,故后人多认为耳鸣与肝胆相关,风邪外袭,少阳经脉受邪,上犯于耳窍,可导致耳鸣;情志内伤,肝胆火盛,火热循经上扰,清窍失灵,也可导致耳鸣。此外,脾胃功能失调,痰湿内生,痰郁化火,壅阻耳窍,或肝肾亏虚,髓海不足,不能充于耳,都可导致耳鸣,故耳鸣与肝、胆、肾、脾、胃均有关系,或为多脏同病而致耳鸣,如胆郁化火,疏泄不利,胆气犯胃,影响胃之和降,胆火循经上扰,或胃气不降,浊气上逆,上犯耳窍,可导致耳鸣。对于胆胃不和所致耳鸣治以清胆和胃法。

小柴胡汤治疗耳鸣

彭某某,男,47岁,汉族,已婚,北京人,主因耳聋、耳鸣1个月余于2008年8月26日初诊。患者于7月下旬无明显原因突发耳聋、耳鸣,以右侧为甚,曾经用维生素、激素等治疗,病情无明显缓解,且全身瘙痒。就诊时症见右耳鸣如蝉,呈持续性,听力下降,头不晕,伴全身游走性瘙痒,夜间较甚,平素胃脘不适,空腹时明显,稍多食则胃脘满胀,时呃逆,饮酒后明显,睡眠正常,二便尚调,既往血压为120/75mmHg,自今年血压下降为100/60mmHg,饮酒偏多,有吸烟嗜好。证属胆郁化火,疏泄不利,胆气犯胃,影响胃之和降,胆火循经上扰致耳鸣,治以清胆和胃、疏风祛湿法。处方:柴胡12g,炒黄芩12g,竹半夏10g,五爪龙20g,金蝉花12g,天麻12g,僵蚕10g,胆南星8g,当归12g,川芎9g,醋香附10g,炒三仙各12g,藿梗、苏梗(后下)各9g,地肤子15g,炒白蒺藜12g,炒莱菔子12g。14剂,水煎服。

二诊:药后耳鸣减轻,间断耳鸣,听力好转,皮肤瘙痒减轻,胃脘胀满症减,继以和解少阳、理脾和胃为法,上方减天麻、僵蚕,加生薏苡仁20g,炒杏仁12g,厚朴花12g,继服14剂。

三诊:药后诸症续减,皮肤瘙痒症状已除,耳鸣虽减轻,但仍有发作,尤其着急上火时明显,以上方减地肤子、黄芩、竹半夏,加八月札15g、茵陈

12g 以清泻湿热，药后耳鸣明显好转，继以上法调理 3 个月，耳鸣基本消失。

辨证要点：《伤寒论》原文曰："伤寒五六日中风，往来寒热，胸胁苦满，默默不欲饮食，心烦喜呕。或胸中烦而不呕，或渴，或腹中痛，或胁下痞硬，或心下悸，小便不利，或不渴，身有微热，或咳者，小柴胡汤主之。"耳鸣或如蝉噪，或如水激，或如钟鼓之声，此为自觉症状，《素问·经脉别论篇》云："一阳独啸，少阳厥也。"《医学探源》曰："少阳经脉绕耳。少阳中风，两耳无所闻者，宜加味小柴胡汤，或〈医林改错〉方。经云：耳中宗脉之所聚，胃中空，则宗脉虚，虚则下流，脉有所结，故耳鸣，宜保元汤加升麻。"

本案患者以耳鸣、耳聋为主症，但审其兼症，尚有胃脘胀满、呃逆、饮食不佳、皮肤瘙痒等，证属少阳枢机不利，胆火循经上扰，由于胆失疏泄，影响胃之和降，故伴有胃胀满之症，风湿侵袭皮肤而现皮肤瘙痒，治以清胆和胃、疏风祛湿法。药用柴胡、炒黄芩，取小柴胡汤和解少阳之意；僵蚕、胆南星、莱菔子配合小柴胡汤和解少阳兼清胆化痰；五爪龙补脾益气；竹半夏、炒三仙、藿梗、苏梗和胃降逆；胆火上扰，唯恐引动肝火，故以天麻、醋香附平肝疏肝理气；金蝉花、炒白蒺藜、地肤子祛风止痒以祛除肌表风湿之邪；当归、川芎和血养血，一是治风先治血，二是肝胆失和，气不调则血不宁，取气血同调之意。诸药侧重于胆胃，胆胃失和，易生痰湿，导致痰火上扰，故在和解少阳基础上，加清化痰热之品，又因胆不宁则肝气不疏，治胆必调肝，故加疏肝理气、平肝潜阳的药物，肝胆同治，由于本案患者耳鸣伴有皮肤瘙痒，说明肌表受风湿所扰，经气不利，不祛肌表之邪则经气不畅，胆火难以平息，故以疏风祛湿同治，使表里和，少阳经气调畅，则耳鸣之症得以缓解。

耳鸣

痹　证

痹，即痹阻不通。痹证是指人体肌表、经络因感受风、寒、湿、热等引起的以肢体关节及肌肉酸痛、麻木、重着、屈伸不利，甚或关节肿大、灼热等为主症的一类病症。临床上有渐进性或反复发作性的特点。主要病机是气血痹阻不通，筋脉、关节失于濡养。常分为行痹（风痹）、痛痹（寒痹）、着痹（湿痹）。痹证为正虚邪盛之证，正虚是痹证的内在原因，由于正虚，风、寒、湿、热侵入机体，痹阻关节、肌肉、筋络，导致气血闭阻不通而成本病。

产后痹是指妇人产后气血亏虚，复感风寒湿之邪，痹阻经络，流注于肌肉、关节所致。早在唐代就有产后中风的记载，如《经效产宝》中指出："产后中风，身体疼痛，四肢弱不遂。"民间称为产后风、产后关节痛，是临床多发病。由于妇人产后血虚，复感于寒，其症状与正常人感寒所发风、寒、湿痹证有所不同，并且病情缠绵难愈，治疗颇为棘手，故路老于20世纪70年代提出产后痹的病名诊断及辨证施治。路老认为，此病不同于寻常之痹证，盖产后气血亏虚，营卫失和，复受风寒湿邪，导致经脉痹阻，血行不畅，风寒湿流注关节肌肉，发为产后痹，故治疗当以补气养血、调和营卫为主，兼以祛风除湿通络。脾胃化生气血充养营卫，脾胃调则营卫和，李东垣的弟子罗天益治疗营卫失和证多从调理脾胃入手，重用甘辛之剂，甘能补脾益气，辛则发散风寒，如仅用大剂辛散祛风燥湿之品，徒伤阴血，反致病邪愈加胶结难去。

痛风发病多因肝肾亏虚，营卫气血涩滞，或正气不足，复感于外邪，风寒湿热之邪趁虚袭入，阻遏营卫，壅滞经络，深入筋骨，使病情加重。路老认为痛风主要是由饮食所伤，如过食膏粱厚味、嗜酒如常，导致湿浊内生，湿热痹阻经脉而成，也可以归为痹证。

中医儿科学认为，妇女体质虚弱，在怀孕期间气血不足，脾肾两亏，冲任不固，致不能充分营养胎儿，使其脏腑脆弱，生后复受寒邪，元阳衰微，气血凝涩，失于温煦营运，导致头项、口面、胸腹、手、足等处肌肉僵硬，即硬皮病发生。患儿症见双下肢及腹部皮肤发硬，食欲不振，大便稀溏，属于脾阳虚、气血不足之证，以理中丸加味治疗。

防己茯苓汤治疗痛风

蔡某，男，31岁，已婚，保定人，主因痛风9年于2008年11月5日初诊。患者9年前饮酒后出现手足关节疼痛，左手指如山核桃大，红肿痛，左足大趾热痛，于当地医院化验尿酸值偏高(800umol/L以上)，诊断为痛风，服用秋水仙碱、别嘌醇、吲哚美辛等。6年前患十二指肠球溃疡，因不敢再服用西药，故而求中医诊治。就诊时症见纳眠可，便调，舌体中，质紫暗，苔薄黄腻，脉弦滑。中医诊断为历节病，由风寒湿侵袭，郁而化热，湿浊中阻，痹阻脉络所致，治以益气固卫，疏风和血，理脾祛湿，通利关节。处方：汉防己15g，桂枝6g，生黄芪15g，茯苓30g，炒苍术12g，炒白术12g，生、炒薏苡仁各20g，防风12g，秦艽12g，穿山甲10g(现以他药代之)，皂角刺10g，青风藤15g，胆南星10g，金钱草20g，郁金12g，醋香附10g，鸡血藤30g，三七10g。14剂，水煎服。

二诊：药后肿退、痛止，化验尿酸值仍偏高，以原方加萆薢15g，再进30剂，嘱患者避免食用含嘌呤偏高食物。

三诊：尿酸值降至正常，肿痛未作。嘱原方再进14剂以巩固疗效。后随访3个月未发。

辨证要点：《金匮要略》原文曰："皮水为病，四肢肿，水气在皮肤中，四肢聂聂动者，防己茯苓汤主之。"该方温阳益气，健脾行水，是治疗水肿的有效方剂。《金匮要略心典》云："皮中水气，浸淫四末而壅遏卫气，气水相逐则四肢聂聂动也。"原方防己、黄芪、桂枝、茯苓、甘草均为温阳益气、健脾利水之品。痛风发生在关节，古称历节，其发病多因过食膏粱厚味，导致湿浊内生，阻痹经脉而成。本案患者为公务员，社会应酬较多，经常饮酒，致湿热内蕴，复受风寒之邪，湿热阻滞经脉关节，故见手足关节红肿热痛，伴舌质紫暗、苔薄黄腻、脉弦滑等症。病机为湿浊内阻，气血痹阻筋脉关节，治以清化湿浊、疏通经脉法，方用防己茯苓汤加减，取其健脾利水而达祛湿化浊之目的。清代尤在泾在《金匮要略心典》中解释本方的利水作用："防己、茯苓善驱水气，桂枝得茯苓，则不发表而反行水，且合黄芪、甘草，助表中之气，以行防己、茯苓之力也。"本案患者湿热内盛，故在防己茯苓汤基础上再加薏苡仁、胆南星、苍术、金钱草等清化湿热，降浊，郁金、香附疏肝以调理气机，白术健脾燥湿，皂角刺消肿托毒，鸡血藤活血通络，同时重用防风、秦艽、青风藤、穿山甲等祛风通络，升阳祛湿，调节升降，使水液运行如常，则湿浊自去，经络、关节之风湿热邪随药而解。

桂枝汤治疗产后痹

　　李某，女，38岁，已婚，干部，吉林长春人，主因产后关节疼痛8年于2007年7月7日初诊。患者8年前产后受凉，出现肘、膝关节疼痛，因夏季气候变化、外感而加重。在当地医院检查抗"O"阳性，曾服中西药物治疗，疗效不佳。刻下症见恶风寒，微汗出则舒，入睡难，多梦，双目痒甚，微红，曾行过敏检查，诊断为过敏体质。食欲尚可，餐后腹胀，矢气少，呃逆，经前乳房胀，少腹微痛，量中等，有血块，末次月经为2007年6月13日。大便2~3日1行，服中药后便秘改善，成形，溲黄，舌质暗，尖红，少苔，脉沉弦小紧。中医诊断为产后痹，证属气血两虚，营卫不和，脾失健运，治以益气健脾、调和营卫法。处方：桂枝8g，白芍12g，当归12g，川芎9g，生地黄12g，五爪龙20g，太子参12g，炒苍术15g，厚朴花12g，旋覆花（包煎）10g，姜半夏10g，炒三仙各12g，夜交藤18g，伸筋草15g，炒枳实15g，生龙骨、牡蛎（先煎）各30g，生姜2片，大枣2枚为引。14剂。

　　二诊：2007年7月28日。服药后关节疼痛明显缓解，眠差怕冷、汗多腹胀、呃逆等症状亦改善，但停药后症状复发。刻下症见关节疼痛，以双膝关节明显，眠差多梦，头痛，经前乳胀，行经腹痛，周期正常，末次月经为2007年7月15日，大便正常，舌质淡略暗，苔薄白，脉沉弦细数。以上方去太子参、姜半夏，加防风10g，片姜黄12g，海桐皮12g，地龙12g，山甲珠10g（现以他药代之）。14剂，煎服如前法。

　　三诊：2007年8月11日。进上方14剂，双肘关节疼痛、畏风寒减轻，已能穿短袖上衣，出汗减少。刻下仍有双肘关节轻微疼痛，畏风，右肩背明显，服药后半小时出现腹胀，偶有头痛，纳食不馨，饮水较前减少，夜寐较前好转，舌质红，苔薄白，脉沉细。治以益气和血，祛风通络。处方：桂枝8g，炒白芍12g，五爪龙15g，生黄芪20g，当归12g，川芎10g，生地黄12g，法半夏10g，夜交藤18g，厚朴10g，山甲珠10g（现以他药代之），乌梢蛇10g，炒三仙各12g，炙甘草6g，豨莶草15g，炒枳实12g，炒苍术12g。14剂。

　　四诊：2007年9月1日。服上方21剂，加服加味保和丸每次1袋，每日2次。刻下诸症较前明显减轻，双膝、肘关节在受风及阴雨天时似有疼痛，平素已无明显疼痛，右肩背疼痛、恶风明显减轻，已无头痛不适。服药后约半小时仍有轻度腹胀，程度和时间均减。近日常畏寒，汗出，喜凉食，但进食凉饮胃胀加重并出现双膝和双肘关节疼痛，纳食增加，饮水可，夜寐好转，大便日行 1~2 次，已无大便干燥，小便调。近 2 个月体重增加 2 公斤，舌体中，质淡红，苔薄白，脉沉细小弦。证属时转初伏，燥邪渐生，以前方去川芎、豨莶草，生地黄改为 15g，加鸡矢藤 15g，忍冬藤 18g。14 剂，水煎服。

五诊：2007 年 9 月 15 日。服上方 14 剂后已无明显不适，嘱原方再进 14 剂以资巩固。随访至今未发。

辨证要点：《伤寒论》曰："太阳中风，阳浮而阴弱，阳浮者热自发，阴弱者汗自出，啬啬恶寒，淅淅恶风，翕翕发热，鼻鸣干呕者，桂枝汤主之。"后世把桂枝汤作为治疗营卫亏虚、风寒袭表的代表方。追溯产后痹最早的记载，当属《小品方》中的"产后中柔风"。《类证治裁·痹证》曰："诸痹……良由营卫先虚，腠理不良，风寒湿乘虚而袭。"《女科切要》曰："夫产后气血大损，即易产力壮者，尚有感疾为终身之患。产母不可恃健，不行保重，劳碌以损其营，多食以伤其胃。外感六淫之邪，内受七情之气，为患莫测。"产后体弱，气血不足，倘保养不当，极易感邪获病。

本案患者因产后受凉出现关节疼痛 8 年，平素畏寒，因气候变化、感寒症状加重，系产后气血不足，感寒而病，故称之为产后痹。症状感寒而发，得微汗则舒，知其为气血不足，营卫失和，复感风寒所致，与《伤寒论》中桂枝汤证颇为相似。患者关节疼痛，伴有食后腹胀、乏力、睡眠欠佳、月经失调等，系产后气血两虚，营卫不和，脾失健运所致，虽为痹证，但以虚为本，疼痛为标，为本虚标实之证。

因病机为气血两虚，营卫不和，复感风寒，故以桂枝汤为主方加四物汤治疗，柯琴《伤寒来苏集》中对桂枝、芍药的解释曰："桂枝赤色，通心温经，能扶阳散寒，甘能益气生血，辛能解散外邪，内辅君主，发心液而为汗……芍药微苦微寒，能益阴敛血，内和营气。"故桂枝汤乃扶阳益气生血之方，合四物汤养血活血，因其平素腹胀、呃逆，经前乳胀，知其原有肝胃失和，以平胃散（苍术、厚朴花、姜半夏）合旋覆花、当归、枳实理气，养血，柔肝；夜交藤、生龙骨、生牡蛎安神，伸筋草、五爪龙祛风活络；炒三仙健胃消食；太子参益气养阴。服药 14 剂后，关节疼痛明显缓解，然产后痹属难治慢性病，须缓图之，不可求速效，遂在原方基础上酌加山甲珠、乌梢蛇、地龙等虫类药，增强其机体防御能力。本案重在补气血，调营卫，通经络，治须缓图，不宜求速效，假以时日，持之以恒，树立自信，始能收到很好效果。

当归四逆汤治疗产后痹

张某某，女，30岁，主因怕冷，周身关节痛1年余于2008年11月初诊。患者2007年11月因汗后受风出现左侧腰腿痛，2008年10月行人工流产术，之后又受风，出现怕风怕冷，周身关节疼痛，曾服中药，效果不佳，今慕名来诊。刻下症见身体发凉，自述其程度为凉透心，周身骨节痛，双膝、肘、肩关节游走性疼痛，手指晨僵，阴天、遇寒则诸症加重，平时饮食、睡眠可，大便秘，3~4日1行，月经正常，舌质暗红紫滞，苔薄白腻，脉沉细。中医证属产后血虚，复受风湿，气血阻痹不通，治以补气血，温经通脉，方选当归四逆汤加减。处方：生黄芪20g，当归12g，桂枝10g，细辛5g，通草10g，白芍12g，片姜黄12g，川牛膝15g，川芎9g，甲珠5g，怀牛膝15g，厚朴12g，生白术30g，炒枳实15g，甘草12g，大枣2枚。14剂，水煎服。

二诊：前方服用14剂，自感诸关节疼痛减轻，近10天天气转凉，肩痛、腰痛复作，手足冷，遇寒加重，保暖则缓，饮食、睡眠可，大便仍3~4日1行，舌淡有齿痕，苔薄白，脉沉细。服药后诸症有所缓解，但仍为阳虚阴盛，寒湿痹阻之象，继以上方加减。上方生黄芪改30g，加鹿角胶（烊化）10g，透骨草15g，补骨脂12g，14剂。药后症状减轻，续服60剂后诸症消失。

辨证要点： 当归四逆汤出自《伤寒论》，原文曰："手足厥寒，脉细欲绝者，当归四逆汤主之。"清代尤在泾《伤寒贯珠集》曰："脉细欲绝者，血虚不能温于四末，并不能荣于脉中也。"当归四逆汤具有温经散寒、养血通脉的作用。本案患者产后受风寒，寒凝血脉，气血不通，尤在泾《伤寒贯珠集》云："故欲续其脉，必益其血；欲益其血，必温其经"，方用当归四逆汤。许宏《金镜内台方议》曰："阴血内虚，则不能荣于脉；阳气外虚，则不能温于四末，故手足厥寒、脉细欲绝也。故用当归为君，以补血；以芍药为臣，辅之而养营气；以桂枝、细辛之苦，以散寒温气为佐；以大枣、甘草之甘为使，而益其中，补其不足；以通草之淡，而通行其脉道与厥也。"

方中当归、黄芪苦辛甘温，补气养血，又能辛散活血，调补元气，为君药；桂枝、细辛温经散寒，白芍甘酸，养血柔肝，又能协桂枝通卫和营，姜黄、川芎、通草、甲珠辛温走窜，活血通脉以止痛，牛膝补肾活血，白术、枳实、厚朴调理脾胃升降，共为臣药；大枣甘温，既助归、芍补血，又助桂、辛通阳，甘草既益气健脾，又调和诸药为使。本方具有补血而不滞、温阳而不燥的特点，是治疗血虚寒凝的代表方。

黄芪桂枝五物汤治疗痹证

张某某，男，45岁，北京人，2008年5月12日初诊。患者于2年前出汗后受风出现腰痛，下肢麻木，逐步出现髋部疼痛，冬季加重，怕冷，手指僵硬，伴疲乏无力，纳眠可，舌淡胖，苔白腻，脉沉细。证属气血不足，寒湿痹阻，治以补气活血，祛寒湿，方选黄芪桂枝五物汤加减。处方：生黄芪20g，当归12g，桂枝10g，桑枝20g，络石藤15g，川牛膝20g，炒杜仲15g，川芎9g，淡附片（先煎）6g，炒白术15g，生薏苡仁20g，生姜2片，大枣3枚。14剂，水煎服。

二诊：前方服用14剂，腰痛减轻，怕冷症状也有所好转，大便3~4日1行，舌淡有齿痕，苔薄白，脉沉细。上方生黄芪改为30g，加肉苁蓉30g，厚朴12g，砂仁（后下）12g，去炒白术易生白术30g。14剂，水煎服。

三诊：进药后腰痛、腿麻减轻，手足温润，手指晨僵减轻，大便已通畅。上方去络石藤，加山萸肉12g，首乌藤15g，以阴阳双补，14剂，水煎服。

四诊：药后诸症续减，继以上法调理，3个月后症状消失。

辨证要点：《金匮要略·血痹虚劳病脉证并治第六》："血痹阴阳俱微，寸口关上微，尺中小紧，外证身体不仁，如风痹状，黄芪桂枝五物汤主之。"《金匮要略方论本义》曰："黄芪桂枝五物汤，在风痹可治，在血痹亦可治也。以黄芪为主固表补中，佐以大枣；以桂枝治卫升阳，佐以生姜；以芍药入营理血，共成厥美。五物而营卫兼理，且表营卫里胃肠亦兼理矣。推之中风于皮肤肌肉者，亦兼理矣。固不必多求他法也。"

本案患者因出汗后正气虚弱，复受风寒之邪而成血虚痹。黄芪桂枝五物汤重在补气血通营卫，宣通痹阻而祛肌表之邪，复加附子温阳散寒，当归补血和血，桑枝、络石藤祛风通络，川牛膝、炒杜仲补肾强腰，炒白术、生薏苡仁健脾祛湿，生姜、大枣健脾益气和胃。全方补气养血，温阳散寒，祛湿通络，故坚持治疗3个月，血虚痹得以缓解向愈。

黄芪桂枝五物汤合当归四逆汤治疗虚痹

路某某，女性，34岁，已婚，检验员，主因项背肩臂疼痛半年于1974年1月6日初诊。患者于1973年7月2日夜间睡眠受凉，醒后感颈项、肩背发凉酸痛，不能转侧，强迫性右侧头位。3天后症状加重，自认为"落枕"而用颈部电兴奋、推拿治疗，症状加重，不能抬头，起床时需两手托头活动数分钟后方可托头而起，同时出现左颈肩部肌肉肿胀、感觉迟钝，疼痛由颈背部向两臂放射，上肢活动困难，咳嗽、吃饭、打喷嚏或遇冷等均致疼痛加重。背部畏寒，如冷风吹感。发病第 18 天经 301 医院诊断为"颈神经根炎，左侧胸锁乳突肌炎，左侧斜方肌炎"而行住院治疗。腰穿检查脑脊液正常，经用三黄片、乌洛托品、维生素 B_1、维生素 B_{12}、马来酸氨苯那敏（扑尔敏）、中药、理疗（超短波、离子导入）、针灸等持续治疗 5 个月，疗效不佳。刻下症见颈肩背臂酸痛、窜痛，头颈臂活动受限，活动则痛剧，双肩沉重，双膝酸痛，足跟痛，不能屈伸，阴雨天加重，畏寒怯冷，得暖则舒，月经 20 天 1 行，查颈项左侧微肿，舌红，苔薄，脉沉涩尺弱。

既往史：1963 年产后双足跟痛，行走加重。1967 年生产第二胎后足掌痛，逐渐扩展至双足、双下肢及腰部，呈酸痛，下肢畏寒，阴雨天加重，体温偏低，为 35.6~36.2℃。1973 年人工流产后出血多，上述症状加重，周身冷痛，关节痛重，伴恶风，头痛，失眠。肝炎病史多年，素右胁酸胀疼痛，胃脘灼痛，大便溏薄，胸闷气短。血压为 98/60mmHg。B 超示肝稍大，肋下 2.5cm。颈椎 X 线摄片显示颈 3、5 椎体前下缘骨质增生。抗链球菌溶血素 O（-）。红细胞沉降率及肝功能正常。

西医诊断：1.颈神经根炎，左胸锁乳突肌炎，左斜方肌炎；2.迁延性肝炎；3.风湿病待除外；4.胃炎。

综合四诊，其乃体质素虚，阳气不固，风寒外袭，气血阻滞，冲任失调，肾气不固之证，投以温经通阳、补益肝肾、调理冲任之法，方用黄芪桂枝五物汤合当归四逆汤加减。药用生黄芪 9g，桂枝 9g，赤芍、白芍各 9g，当归 9g，细辛 2g，通草 3g，秦艽 30g，豨莶草 12g，菟丝子 9g，狗脊 12g，旱莲草 12g，沙苑子 12g。5 剂，水煎温服。

二诊：1974 年 1 月 13 日。诉周身畏寒怯冷好转，颈肩膝痛减，但酸重如前，足跟痛减，已能屈伸。继以温经通阳法，加活血通络祛湿之品，药用黄芪 9g，桂枝 9g，赤芍、白芍各 9g，桑枝 9g，羌活、独活各 4.5g，川芎 9g，丹参 15g，茵陈 9g，桑寄生 15g，薏苡仁 18g，豨莶草 12g，沙苑子 9g，续进 5 剂，水煎分服。

三诊：1974 年 1 月 20 日。药后左颈肿痛、颈肩酸痛减轻，胃脘转舒，足心发凉至膝，周身畏寒复现，舌淡，苔薄白，脉左沉细，右沉弦尺弱。以前法增入益肾之品，药用黄芪 9g，桂枝 9g，当归 12g，通草 4.5g，细辛 3g，赤芍、白芍各 12g，沙苑子 12g，狗脊 12g，菟丝子 12g，防风 3g，淡附片（先煎）

3g，丹参15g。续进5剂，药后诸症均减，守方进退，服药百余剂，诸症悉除。

辨证要点：本案患者诊断为"颈神经根炎，左侧胸锁乳突肌炎，左侧斜方肌炎"，其证候表现属痹证范畴，然病情较重，证候复杂，治之颇为棘手。考虑患者为女性，其曾3次于产后（或人工流产后）出现足跟痛，腰腿酸痛，周身关节痛，阴雨天加重等，乃产后气血大伤所致。究其病本，属体质素虚，产后复伤气血，阳气不固，风寒外袭，气血瘀阻，冲任失调，肾气不固，故治以温经通阳、益气养血、滋补肝肾、调理冲任法，方取黄芪桂枝五物汤合当归四逆汤加减。黄芪益气固表，温分肉，充肌肤；桂枝、细辛温经通阳，散寒祛风；芍药、当归养血和营兼除血痹；通草通利血脉；菟丝子、狗脊、旱莲草、沙苑子等滋补肝肾；秦艽、豨莶草等以增祛风湿通络之力。而后根据病情变化加减进退。以其病程长，体质弱，故用药量少而轻，以缓图之。由于病机切合，用药准确，而获痊愈。

附子汤治疗痹证

郭某某，女，36岁，主因周身关节疼痛半年余于2008年12月10日初诊。患者居住在海南，半年前出现关节疼痛，受寒则加重，伴有乏力、大便溏薄、从头至脚冒凉气、睡眠不好、月经减少等症。证属正气不足，寒湿困脾，经脉气血运行不畅，治以益气固卫敛汗，温中健脾以振奋中阳。方以附子汤加减。处方：生黄芪30g，炒白术15g，防风12g，制附片（先煎）10g，炮姜8g，炒白芍15g，炒杏仁9g，炒薏苡仁30g，仙鹤草18g，乌梅炭12g，桂枝10g，广木香（后下）12g，黄连8g，炙甘草10g，生姜3片，大枣3枚。7剂，水煎服。

二诊：药后胃肠不适减轻，大便成形，1日1次，有不尽感，有时打嗝，生气、着急及情绪紧张时腹泻，胃部冷痛，几次着凉后自觉寒气入体，特别是臀部、腋下、腰部、后背、前胸、双侧乳房、胃肠，感觉冷气聚在内，身体由外向里冷，在温暖的环境中皮温不是很凉，喝水或稍微活动出汗也多，畏阴冷潮湿之地，小便不尽感，全身骨痛，月经量少，色黑，有血块，有时难以入睡，舌质红，尖赤，苔薄黄腻，脉沉弱。处方：制附片（先煎）10g，炒白芍15g，炒白术15g，生黄芪40g，防风12g，炮姜8g，炒杏仁9g，炒薏苡仁30g，仙鹤草18g，炒三仙各12g，桂枝10g，广木香（后下）12g，黄连8g，炙甘草10g，生姜3片，大枣3枚。14剂，水煎服。

三诊：药后大便已成形，有时打嗝，胃肠感觉发凉，身体由外向里冷，小便不尽感，睡眠改善，舌红，苔薄黄，脉沉弱。药已见效，继以温阳益气法善后。

辨证要点:《伤寒论》曰:"少阴病，得之一二日，口中和，其背恶寒者，当灸之，附子汤主之。""少阴病，手足寒，骨节痛，脉沉者，附子汤主之。"《医宗金鉴》曰:"少阴为寒水之脏，故寒伤之重者，多入少阴，所以少阴一经最多死证。方中君以附子二枚者，取其力之锐，且以重其任也，生用者，一以壮少火之阳，一以散中外之寒，则身痛自止，恶寒自除，手足自温矣。以人参为臣者，所以固生气之原，令五脏六腑有本，十二经脉有根，脉自不沉，骨节可和矣。更佐白术以培土，芍药以平木，茯苓以伐水，水伐火自旺，旺则阴翳消，木平土益安，安则水有制，制则生化，此诚万全之术也。"

本案患者久居湿地，又脾肾阳虚，因此寒湿痹阻经脉，产生诸症。方用附子汤温阳散寒祛湿。尤在泾《伤寒贯珠集》曰:"气寒者，温之必以辛。甘辛合用，足以助正气而散阴邪，人参、白术、茯苓、附子是也。而病属阴经，故又须芍药以和阴气，且引附子入阴散寒，所谓向导之兵也。"柯琴《伤寒来苏集》谓:"因病自内出，表里俱寒而上虚，故大温大补。"此内外皆寒，脾肾俱虚。附子汤(制附片、炒白术、炒白芍)中加生黄芪、炒薏苡仁、炮姜健脾益气祛湿;防风疏风升阳除湿;桂枝温阳益气散寒;炒杏仁降肺气而通水道;仙鹤草、乌梅炭凉血收敛;广木香降气和胃;黄连清热燥湿;炙甘草和中;生姜、大枣健脾补气和胃。全方温阳益气，健脾和胃祛湿，故收到较好的效果。

当归四逆汤治疗痹证

金某某，女，已婚，河北省黄骅人，主因左侧腰腿疼痛近3年于2008年6月4日初诊。患者2005年12月因汗后受冷风出现左侧腰痛，左侧下肢不能蹲起，逐渐延至左髋部。2006年10月因引产后受风出现怕风怕冷，双手、肘膝关节疼痛，曾服中药，效果欠佳。现症见手足冰凉，左侧为重，双膝肘、锁骨、肩关节游走性疼痛，手脚肿，手指晨僵，腰痛连及左髋部，纳眠可，大便干，3~4日1行，月经正常。既往体健，舌体胖，质暗伴紫滞，脉沉细，左手小滑。依据左主血，右主气，患者四肢冰凉，为气血循环不畅所致，故辨证为阳气郁痹，气血失养，治以益气养血，温经通阳，方用当归四逆汤加减。药用生黄芪20g，桂枝10g，赤芍12g，当归12g，细辛5g，通草15g，姜黄12g，海桐皮10g，川芎9g，穿山甲10g(现以他药代之)，鹿角霜(先煎)8g，制附子

（先煎）6g，怀牛膝 12g，地龙 12g，生姜 2 片，大枣 3 枚。14 剂，水煎服。嘱温水洗涤衣服，预防感冒。

二诊：2008 年 9 月 10 日。进前方 14 剂，时天气转暖，自感诸关节痛逐渐消失，未再服药，近 10 天来，天气转凉后觉左肩关节、左侧腰眼部疼痛，手足冷，脚趾痛，遇寒加重，保暖则缓，纳眠可，大便 3~4 日 1 行，舌淡有齿痕，苔薄白，脉沉细。阳虚阴盛，寒湿痹阻，非短期所解，以上方生黄芪改 30g，鹿角霜改 12g，加炙甘草 10g，14 剂，水煎服。

三诊：2008 年 11 月 12 日。服药后腰腿痛消失，现手足冷，自膝至足有冻僵感，足趾偶有疼痛，怕冷，纳眠可，大便干，5 日 1 行，舌暗淡，苔薄黄，脉沉细。仍属阳虚阴盛，寒湿痹阻，以前方（9 月 10 日方）加生地黄 15g，附子（先煎）10g，14 剂，水煎服。

四诊：2009 年 1 月 14 日。药后关节疼痛每天发作 1~2 小时，主要表现为肢体冷，手脚冰凉，原为全天手足冰冷，现隔日发作，无晨僵，左足趾凉痛，纳眠可，大便干，舌体胖，有齿痕，舌质暗红，苔薄黄腻，脉沉细。效不更方，继以益气养血、温经通阳法治之，予原方适宜加减，药用生黄芪 20g，当归 12g，桂枝 10g，附子（先煎）6g，通草 10g，细辛 4g，川乌（先煎）5g，赤芍 12g，白芍 12g，防风 10g，防己 15g，怀牛膝 12g，炙甘草 10g。14 剂，水煎服。

辨证要点：当归四逆汤治疗血虚寒厥证，是温阳养血、散寒通脉的代表方剂。《医宗金鉴》曰："此方取桂枝汤君以当归者，厥阴主肝为血室也；佐细辛味极辛，能达三阴，外温经而内温脏；通草其性极通，善开关节，内通窍而外通营；倍加大枣，即建中加饴用甘之法；减去生姜，恐辛过甚而迅散也。"本案患者因汗后受寒，全身多关节疼痛，此为经络有寒，之后又曾引产，怕冷怕风，手足厥寒，当为阳虚血弱，舌体胖，质暗伴紫滞，脉沉细，左手小滑，系经脉受寒，阳气郁痹，气血失养，血涩不通所致，故选用当归四逆汤温经散寒，养血通脉。方中黄芪合桂枝以益气通阳；当归苦辛甘温，补血和血，与赤芍合而补血虚；桂枝辛甘而温，温经散寒，与细辛合而除内外之寒；川芎行气活血；穿山甲、海桐皮、姜黄、地龙祛风通络止痛；制附子加强温阳之力；鹿角霜、怀牛膝补肝肾通络；生姜辛温，助桂枝解肌；大枣甘平，既能益气补中，又能滋脾生津；通草通经脉。诸药合用使阴血充，客寒除，阳气振，经脉通，手足温。药后风邪已去，但正气尚亏，故遇冷再次感寒，二诊加用炙甘草，并黄芪、鹿角霜加量以加大扶正祛邪之力。四诊过后，风邪已去，但气血尚亏，在续守原方的基础上加大扶正补血之力。

理中汤治疗硬皮病

田某某，男，2 岁，主因皮肤发硬 1 个月于 2008 年 6 月 20 日初诊。患儿 1 个月来出现双下肢皮肤发硬，经儿童医院诊断为小儿硬皮病，求中医诊治。症见食欲不振，双下肢皮肤发硬，腹部皮肤发硬，咳嗽，大便溏薄而不成形，双下肢及腹部皮肤不柔和，舌质暗，唇绀，指纹青紫。证属脾阳不足，气血两虚，治以温补脾阳、养血通络之法，仿理中汤加味治疗。药用党参 6g，生黄芪 3g，炒白术 5g，干姜 3g，桂枝 2g，百合 5g，白芍 3g，浙贝母 3g，丝瓜络 5g，木瓜 5g。7 剂，水煎服。

二诊：患儿药后食欲好转，咳嗽减轻，口唇转红润，腹部肌肉已见松软，双下肢皮肤尚硬，予前方去白芍，加穿山甲 2g（现以他药代之），再服 7 剂。

三诊：药后患儿皮肤已见软，家属要求出院，回家继服中药巩固治疗。

辨证要点：理中汤在《金匮要略》中又名人参汤，故《伤寒论》中的桂枝人参汤顾名思义即是理中汤加桂枝一味。理中汤出自《伤寒论》，原文曰："霍乱，头痛发热，身疼痛，热多欲饮水者，五苓散主之；寒多不用水者，理中丸主之。"柯琴《伤寒来苏集》曰："有因表虚而风寒自外入者，有因下虚而寒湿自下上者，有因饮食生冷而寒邪由中发者，总不出于虚寒，法当温补以扶胃脘之阳，一理中而满痛吐利诸症悉平矣。故用白术培脾土之虚，人参益中宫之气，干姜散胃中之寒，甘草缓三焦之急也。且干姜得白术，能除满而止吐，人参得甘草，能疗痛而止利。"路老方中又加黄芪补脾益气，桂枝通心和营，丝瓜络散结，活血通络，白芍敛阴和营；木瓜健脾祛湿，舒筋活络，浙贝母、百合化痰止咳。诸药使脾胃温，气血和，经络通，四肢得以温润濡养，故硬皮病得以缓解。

虚　劳

虚劳，又称虚损，是由于禀赋薄弱，后天失养及外感内伤等多种原因引起的以脏腑功能衰退、气血阴阳亏损、日久不复为主要病机，以五脏虚证为主要临床表现的多种慢性虚弱证候的总称。急性白血病属于中医"虚劳"范畴，本病的发生多由先天禀赋不足，后天失养，致使脏腑功能失调，正气虚弱，邪毒内侵骨髓，耗伤真气精血，阴阳失调，正气衰败。高热是其常见并发症，邪毒太盛或正不胜邪而致营卫失和，脏腑阴阳失调，出现热势较甚，阴液耗损，阴血损伤、正气不足是高热发生的内因，由于正气虚弱，感受外邪，正邪分争，往往僵持不下，表现为邪在半表半里的症状，如往来寒热、高热寒战等，由于西药的使用和饮食肥甘厚味，湿热内生，蕴结伤脾胃，困阻中焦，从而出现高热伴湿困脾胃症状，治疗上除和解治疗高热外，还要清利湿热，在使用小柴胡汤基础上酌加清利湿热之品。

小柴胡汤加减治疗白血病高热

韩某，男，24岁，汉族，未婚，学生，河北邢台人，主因发热、乏力，伴咳嗽1个月于2007年5月9日初诊。患者原患急性淋巴细胞白血病，未缓解，1个月来出现发热、乏力、咳嗽、胸闷等症，经用贝能、万古霉素、氟康唑、两性霉素等发热不退，故求中医治疗。现症见发热，下午加重，汗出热不退，伴胸闷，肢体困重，口苦咽干，食欲不振，舌苔白腻微黄，脉弦数。治以和解少阳，化湿清热，方选小柴胡汤加减。药用柴胡30g，黄芩10g，半夏10g，党参10g，藿梗（后下）10g，荷叶（后下）15g，佩兰（后下）10g，砂仁（后下）10g，生山药20g，杏仁10g，炒枳壳15g，生、炒薏苡仁各20g，黄连5g，素馨花10g。6剂，水煎分早、晚两次服。

药后体温由38.5℃降到37.2℃，肢体困重、口苦减轻，开始有食欲，苔白微腻，继以上方进退。处方：柴胡30g，黄芩10g，法半夏10g，党参10g，藿香（后下）10g，佩兰（后下）10g，砂仁（后下）10g，生山药20g，炒枳壳15g，素馨花10g，茯苓15g，滑石6g。5剂，水煎服。药后热退，诸症消失。

辨证要点：柯琴《伤寒附翼》中注释小柴胡汤曰："此为少阳枢机之剂，

和解表里之总方也。少阳之气游行三焦，而司一身腠理之开合。血弱气虚，腠理开发，邪气因入，与正气相搏，邪正分争，故往来寒热，与伤寒头痛发热而脉弦细、中风两无关者，皆是虚火游行于半表，故取柴胡之轻清微苦微寒者，以解表邪，即以人参之微甘微温者，预补其正气，使里气和而外邪勿得入也。其口苦咽干目眩，目赤头汗心烦舌苔等症，皆虚火游行于半里，故用黄芩之苦寒以清之。"

　　本案患者高热伴胸闷、肢体困重、口苦咽干、食欲不振、舌苔白腻微黄、脉弦数等症，乃少阳枢机不利，湿热内蕴之象。方用柴胡、黄芩和解少阳，退热；党参、生山药补气，扶助正气以驱邪外出；藿梗、荷叶、佩兰芳香化湿；砂仁、半夏、炒枳壳、薏苡仁健脾益气，理气和胃，祛湿；杏仁降肺气以祛湿；黄连、素馨花清利湿热，疏肝理气。诸药合用和解少阳，健脾祛湿，清利湿热，使枢机通利，正气抗邪外出，湿热祛而不恋邪，因辨证得法，高热之症随药而解。

颤　证

颤证又称颤振、振掉、震颤，是指以头部或肢体摇动、颤抖为主要表现的一种病症。轻者头摇或手足微颤，尚能坚持工作和自理生活，重者头部震摇大动，甚至痉挛扭转，两手及上下肢颤动不止，或兼有项强、四肢拘急。《素问·至真要大论篇》曰："诸风掉眩，皆属于肝。""掉"即震颤之意，说明此类疾病属于风象，与肝有关。清代张璐玉认为本病主要是风、火、痰为患。路老认为本病的辨证主要是分清标本、虚实，肝肾不足、气血虚弱为虚，风火夹痰为实，治应急则治标，缓则治本，如急性期兼风寒、夹痰湿者，应首先祛风散寒或祛除痰湿，辨证施治不可拘泥。

麻黄汤加味治疗颤证

颜某，男，36岁，主因阵发性周身震颤1个月余于2004年7月16日初诊。患者1个月来阵发性全身震颤，四肢尤重，每日发作10余次，每次持续约30分钟，伴见畏寒恶风，得衣被而不减，不眠，二便如常。行西医相关检查未见异常，迭经中西药物治疗毫无效果。邀请路老诊治，症如上述，时值盛夏，患者身穿皮大衣仍寒战不止，四肢颤抖，舌淡红，苔薄白，脉弦紧小数。追溯病史，患者于病前2天因天热洗冷水澡时自觉寒冷，继之哆嗦而患本病。综合病因脉症，乃属风寒凝滞，营卫不调，痹阻筋脉所致，治以解表散寒、祛风柔肝法，方选麻黄汤合芍药甘草汤加减。药用炙麻黄12g，桂枝10g，炒杏仁10g，荆芥12g，防风12g，白芍15g，炙甘草10g。3剂，水煎服。药后得微汗，恶寒除，颤抖之症消失，停药观察半年，一如常人。

辨证要点：《伤寒论》原文曰："太阳病，已发热，或未发热，必恶寒，体痛，呕逆，脉阴阳俱紧者，名曰伤寒。"又说："太阳病，头痛发热，身疼腰痛，骨节疼痛，恶风，无汗而喘者，麻黄汤主之。"柯琴《伤寒附翼》曰："此为开表逐邪发汗之峻剂也。古人用药法象之义。麻黄中空外直，宛如毛窍骨节，故能祛骨节之风寒，从毛窍而出，为卫分发散风寒之品。桂枝枝条纵横，宛如经脉系统，能入心化液，通经络而出汗，为营分散解风寒之品。杏仁为心果，温能助心散寒，苦能清肺下气，为上焦逐邪定喘之品。甘草甘平，外拒风寒，内和气血，为中宫安内攘外之品。此汤入胃，行气于玄府，输精于皮毛，斯毛脉合精而溱溱汗出，在表之邪，其尽去而不留，痛止喘平，寒热顿解，不烦啜粥而借汗于谷也。"清代尤在泾《伤寒贯珠集》亦云："人之伤于寒也，阳气郁而成热，皮肤闭而成实。"因为寒主收引，阳气郁闭，筋脉拘急，故以颤抖为主症，与热极生风、肝风内动之颤证全然不同。因病起于冷水洗浴，病延月余，而恶寒、无汗、身痛等风寒表实证仍然存在，其脉见弦紧小数，弦主肝脉，肝主筋，寒凝气结，可致筋脉拘急挛缩，紧主寒，寒主收引，而小数系营遏卫郁，郁久化热之势。其病机符合麻黄汤证，故以麻黄汤之麻黄、桂枝发汗解表，散寒和营，杏仁降肺气以逐邪，合芍药甘草汤养阴和营，缓急止挛，并防汗多伤阴之弊，又加荆芥、防风以增强祛散风寒之力，加白芍益营血而缓解痉挛，治病求本，药证相符，故效如桴鼓。

狐 惑

狐惑病是一种与肝、脾、肾湿热内蕴有关的口、眼、肛（或外阴）溃烂，并有神志反应的综合征，相当于西医学的白塞综合征。狐惑病首载于《金匮要略·百合狐惑阴阳毒病脉证治第三》："狐惑之为病，状如伤寒，默默欲眠，目不得闭，卧起不安，蚀于喉为惑，蚀于阴为狐，不欲饮食，恶闻食臭，其面目乍赤、乍黑、乍白，蚀于上部则声嘎，甘草泻心汤主之。"狐惑病以肝脾湿热为主要病机，究其原因不外外感、内伤两个方面，外感可由感受风热而发，内伤则以情志不舒、饮食所伤、久病体虚为主。或有外感、内伤复合因素所致者，总以内热为患，湿热之毒内侵，亦可见阴虚火旺、热毒内蕴者，宜以滋阴清热、凉血解毒为治。湿热蕴久伤阴，出现湿热、阴虚，治以清热祛湿为主，佐以疏风散热、养阴凉血法。

甘草泻心汤治疗狐惑病

舒某，女，31岁，1984年1月22日初诊。患者1983年底流产后即带环，数月后面部出现红色斑块，先由颧部开始，继而两腿膝下亦相继出现，触碰时疼痛异常，时愈时发，头晕阵作已1年，双目发胀，气轮布有红丝，口腔内常发口疮，外阴部曾有两块溃疡，胃脘痞满，纳谷一般，眠差，腰部酸痛，带下色黄，月经正常，大便调，尿量多，舌淡红，苔薄黄，脉弦细小数。证属脾虚湿聚，蕴久有化热之势，诊断为狐惑病，治以缓中补虚，化湿清热，凉血解毒，方选甘草泻心汤加减。药用生甘草10g，炙甘草10g，黄芩12g，黄连10g，法半夏10g，干姜12g，牡丹皮12g，小蓟12g，川牛膝15g，枳壳12g。7剂，水煎服，日1剂。外用熏洗药，即冰硼散、锡类散混合均匀涂于口腔溃疡处。迭经五诊，进药30剂，配合应用熏洗敷药，诸症减轻，带下由黄转白，量少，纳谷增加，口疮1个月未发。追访至1986年7月未再发。

辨证要点：《伤寒论》原文曰："伤寒中风，医反下之，其人下利日数十行，谷不化，腹中雷鸣，心下痞硬而满，干呕，心烦不得安。医见心下痞，谓病不尽，复下之，其痞益甚，此非结热，但以胃中虚，客气上逆，故使硬也，甘草泻心汤主之。"甘草泻心汤补虚和中，清利湿热消痞，为治疗狐惑病的专用方剂。《金匮要略心典》曰："盖虽虫病，而能使人惑乱而狐疑，故名曰狐惑。徐氏曰，蚀于喉为惑，谓热淫于上，如惑乱之气感而生蜮；蚀于阴为狐，谓热淫于下，柔害而幽隐，如狐性之阴也，亦通。蚀于上部，即蚀于喉之谓，故声嗄；蚀于下部，即蚀于阴之谓，阴内属于肝，而咽门为肝胆之候（出《千金》），病自下而冲上，则咽干也。至生虫之由，则赵氏所谓湿热停久，蒸腐气血而成瘀浊，于是风化所腐而成虫者当矣。甘草泻心，不特使中气运而湿热自化，抑亦苦辛杂用，足胜杀虫之任。"本案患者诊断为狐惑病无疑。柯琴《伤寒来苏集》注释本方曰："本方君甘草者，一以泻心而除烦，一以补胃中之空虚，一以缓客气之上逆也。倍加干姜者，本以散中宫下药之寒，且以行芩、连之气而消痞硬，佐半夏以除呕，协甘草以和中。"路老方中以甘草缓中补虚，干姜、黄连、黄芩辛开苦降，又以半夏、枳壳和胃降逆，牡丹皮、川牛膝、小蓟凉血活血，诸药缓中补虚，和胃降逆，清利湿热，治疗脾虚湿热内蕴之狐惑病，取得一定效果。

半夏泻心汤治疗狐惑病两例

案例1：秦某某，男，53岁，工人，汉族，辽宁人，主因手足面部结节性红斑1年余于2006年11月7日初诊。患者1年前因手足结节性红斑，疼痛，在协和医院诊断为白塞综合征，间断服用雷公藤（6片/日）至今，刻下症见手足关节、面部结节性红斑，背部散在大量脓疱疮，瘙痒，疼痛，足底痛，不敢踩地，周身关节游走性疼痛，口腔溃疡，痛热不已，视物模糊，干涩，迎风流泪，纳食、二便正常，心烦易怒，偶有头晕，头痛如锥刺，睡眠可，阴茎刺痒。于1982年在锦州兴城疗养院诊断为强直性脊柱炎。自幼（10岁）开始患口疮，时发时止，就诊时可见痛苦表情，面部红斑散布，唇暗红干，舌体稍胖，边有齿痕，舌质嫩红，舌边有溃疡，苔白润腻，脉弦滑小数。中医诊断：狐惑病。西医诊断：白塞综合征，强直性脊柱炎。证属肝经风热，复见脾胃湿热内蕴，湿热弥漫，阻滞三焦，治以疏风清热，祛湿解毒，仿当归拈痛汤合半夏泻心汤意化裁。处方：丹参15g，羌活10g，防风10g，防己12g，升麻10g，青蒿18g，黄连10g，黄芩10g，茵陈12g，竹半夏10g，干姜10g，炒苍术12g，知母10g，苦参8g，金银花15g，鸡矢藤15g，白茅根20g，芦根20g。10剂，水煎服。外洗方：苦参12g，马鞭草20g，防风12g，防己15g，地肤子15g，蛇床子12g，苏木20g，当归15g，芒硝30g，白矾10g，金银花15g，连翘12g，甘草10g。水煎，先熏后洗，防烫伤，10剂。

二诊：药后头晕、头痛症减，周身关节痛也有所缓解，口疮未见新发。以上方去升麻、炒苍术，加虎杖 12g，土茯苓 20g，14 剂，水煎服。

三诊：药后面部红斑已减，口舌溃疡均消失，配合应用外洗药物，阴茎刺痒症消失，用药见效，继用上法调理，以上方去羌活、防风，加晚蚕沙 15g，萆薢 12g，天冬 12g，麦冬 12g，14 剂，水煎服。药后病情平稳，口腔、阴部溃疡未发，其他症状也有所减轻，精神状态尚可，继以上方加减治疗，半年后随访病情已明显好转。

辨证要点：半夏泻心汤加重炙甘草用量而成甘草泻心汤，同是治疗脾胃湿热的典型处方。《医方考》曰："伤寒下之早，胸满而不痛者为痞，此方主之。伤寒自表入里……若不治其表，而用承气汤下之，则伤中气，而阴经之邪乘之矣。以既伤之中气而邪乘之，则不能升清降浊，痞塞于中，如天地不变而成否，故曰痞。泻心者，泻心下之邪也。姜、夏之辛，所以散痞气；芩、连之苦，所以泻痞热；已下之后，脾气必虚，人参、甘草、大枣所以补脾之虚。"本案患者以面部红斑及口腔、阴部溃疡为主，从症状特点看属于肝经风热，脾胃湿热内蕴，故治以疏风清热、祛湿解毒法。仿当归拈痛汤合半夏泻心汤意加减，药用羌活、防风疏散风热，祛除表湿；升麻升阳祛湿；防己祛除肌肉之湿；青蒿、黄连、黄芩、知母、苦参、鸡矢藤、茵陈清肝热，利湿热；半夏、干姜、炒苍术温脾和胃燥湿；金银花、白茅根、芦根清热解毒凉血；丹参活血化瘀。全方治疗以肝、脾为中心，以祛湿清热为重点，佐以凉血清肝、健脾助运和胃之品，使肝脾调，湿热清，则溃疡得以缓解。

案例 2：柴某，男，42 岁，教师，主因反复发作口腔溃疡伴双眼红肿酸胀 4 年于 2006 年 5 月 27 日初诊。患者 4 年前无明显诱因出现口腔溃疡，伴双眼红肿、胀痛，口苦，每年发作 2~3 次，进行性加重。于 2005 年 9 月 18 日在北医三院确诊为白塞综合征，随后就诊于北京某三甲中医医院风湿免疫科，服中药汤剂及泼尼松（10mg/日）治疗，至今效果不理想。刻下症见口腔溃疡反复发作，两目干涩、肿胀，结膜充血，口苦，汗出，咽中堵闷，如有异物，眠差易醒，时头痛，腰背酸痛，脘腹胀痛，大便溏薄，每日 2 行，溲黄不尽，舌胖，质暗红，苔微腻，脉沉弦小滑。综观四诊，知病在中焦，湿热内蕴，属虚实夹杂、寒热错杂之证。据证立法，应升清降浊，清热利湿。方以半夏泻心汤化裁。药用太子参 12g，姜半夏 10g，干姜 6g，黄连 5g，黄芩 8g，茯苓 5g，炒薏苡仁 20g，茵陈 12g，车前子（包煎）15g，炒枳实 15g，六一散（包煎）20g，炙甘草 8g。14 剂，水煎温服。

二诊：2006 年 8 月 12 日。服药 2 个月余，药后口腔溃疡未作，眼胀充血、口苦、头痛、腰背痛皆明显减轻，仍目干涩，疲劳无力，失眠，纳差，口臭，舌红，苔黄腻，脉细滑。续服泼尼松 10mg/ 日。既见效机，仍遵前法进退，继以半夏泻心汤化裁，药用太子参 12g，五爪龙 18g，竹半夏 10g，干姜 8g，黄连 10g，黄芩 10g，茯苓 20g，生、炒薏苡仁各 20g，茵陈 12g，生谷芽、生麦芽各 20g，鸡内金 10g，炒枳壳 12g，八月札 12g，六一散（包煎）20g，密蒙花 10g，川牛膝 12g。续进 14 剂。连续治疗 5 个月，诸症悉除，病情稳定。

辨证要点： 狐惑病首见于仲景《金匮要略·百合狐惑阴阳毒病脉证治第三》，其临床表现类似西医学的白塞综合征，历代医家均认为由湿热所致，仲景以甘草泻心汤治之。半夏泻心汤亦为仲景之方，与甘草泻心汤组成相同，区别在于甘草泻心汤之甘草用量大且生用。路老临床根据病情灵活运用此方治疗多例白塞综合征，疗效显著。本案患者因脾胃虚弱，运化失常，湿热内蕴，气机不畅，三焦郁滞，可见脘腹胀痛，咽中堵闷，如有异物；湿热熏蒸于上致口舌糜烂，两目肿胀充血；湿热扰神则寐不安；便溏溲黄、舌胖质暗红、苔微腻、脉沉弦小滑皆为湿热内蕴之象。半夏泻心汤乃寒温并用、升清降浊、清补兼施之方，其中姜半夏辛温，升阳散寒化湿，芩、连苦寒，泻热降浊，四药合用，辛温苦寒相反相成，辛开苦降以复脾胃之性，使升降如常。然治中焦如衡，既有寒温并用以攻邪，又不失甘温益气以扶正，用参、枣、草补中益气，健运脾胃，共收升清降浊和中之功。今于原方中去大枣之滋腻，加茯苓、炒薏苡仁、炒枳实助参、草健运脾胃以化湿浊，增茵陈、六一散、车前子助芩、连以清热利湿，药证相符，故收效显著。

竹叶石膏汤治疗狐惑病

任某某，女性，28 岁，新疆人，主因反复发作口腔溃疡伴低热乏力 2 个月余于 2006 年 3 月 25 日初诊。患者诉 2 个月前无明显诱因出现口腔溃疡，伴低热、恶寒，腹部时胀，于当地住院治疗，期间查风湿免疫各项相关指标、胸部 CT 等均未见异常。查针刺反应阳性，诊断为白塞综合征，予白芍总苷胶囊（帕扶林）、硫酸羟氯喹片（纷乐）等药后低热退而出院。刻下症见低热，体温为 37.2℃，反复发作口腔溃疡，乏力，畏寒，腹胀，口干渴，纳食可，睡眠差，大便调，小便黄，皮肤干燥，两颧红赤，舌胖大，质红，苔薄白，脉弦细小数。患者 10 年前曾患右下肢结节性红斑。根据四诊资料，患者素体脾虚湿阻，久而化热，发热日久，伤及气阴，形成气阴两虚、余热留恋之证。治疗当正邪兼顾，益气阴，清郁热，和解少阳，兼和脾胃。药用生石膏（先煎）30g，竹叶 6g，西洋参（先煎）10g，南沙参 12g，竹半夏 9g，麦冬 10g，青蒿 12g，银柴胡 12g，黄芩 8g，茵陈 12g，秦艽 10g，枇杷叶 12g，生麦芽 18g，佛手 10g，白芍 12g，八月札 12g，炒枳壳 12g，甘草 6g。7 剂，水煎温服。

二诊：2006 年 4 月 1 日。每于下午 4~5 时自感低热，但体温正常（36.5℃），畏寒肢冷，头晕眠差，腹胀伴腹痛，每日日晡时始至次日清晨矢气，便溏，日 2 行，月经正常，白带清稀量多，颧红稍退，舌红，苔黄花剥，脉弦细数。血压为 90/60mmHg。思药后发热退，邪热得清，而脾虚症状突出，法当健脾化湿，养血安神，兼清湿热。药用五爪龙 18g，西洋参（先煎）10g，炒白术 12g，炒苍术 12g，炒山药 15g，炒三仙各 12g，茯苓 18g，炒薏苡仁 20g，秦艽 10g，银柴胡 12g，当归 10g，炒白芍 12g，黄柏 8g，萆薢 15g，晚蚕沙（包煎）15g，车前子（包煎）15g，生龙骨、牡蛎（先煎）各 30g，续进 14 剂。

三诊：2006 年 4 月 15 日。发热除，口腔溃疡未发，颧红色退，纳食可，仍多梦，腹胀矢气，便溏不爽，日 2 次，白带正常，舌淡红，尖微赤，苔薄白少津，脉沉滑。乃脾虚湿热未除，仍宗前法加减。以上方去白芍、黄柏、晚蚕沙，加广木香（后下）10g、黄连 8g、大黄炭 3g 以理脾清热祛湿导滞，进 14 剂。

诸症明显好转，口腔溃疡未作。因家居外地就诊困难，此后每月来诊 1 次，病情平稳，调理半年，诸症悉除。

辨证要点：竹叶石膏汤清热和胃，益气生津，用于治疗余热未尽、气津两虚之证。本案患者低热、口舌生疮、乏力、口渴、眠差、皮肤干燥、两颧红赤、小便黄、脉弦细小数等均为湿热内蕴伤津之证，乏力、畏寒、腹胀、舌胖大、苔薄白乃气虚湿阻之象，其证候特点为素体脾虚湿阻，蕴而化热，复因发热日久，进而伤及气阴，形成气阴两虚、湿热留恋之证。治疗当正邪兼顾，益气阴、清郁热并举，和解少阳，兼和脾胃，方选竹叶石膏汤加减。此方（生石膏、竹叶、竹半夏、西洋参、麦冬、甘草）清热和胃，益气生津，南沙参、白芍清热益阴；青蒿、黄芩、银柴胡、茵陈、秦艽清热利湿，祛少阳湿热痰浊；枇杷叶、生麦芽、佛手、八月札、炒枳壳理气和胃；甘草解毒，调和诸药。全方配伍有清热化浊、益气生津、和解少阳之效。二诊发热退，邪热得清，而脾虚腹胀、便溏、失眠等症状突出，治以健脾化湿，养血安神，兼清湿热，原方去生石膏、竹叶、青蒿、茵陈、黄芩等清热药，加炒苍白术、茯苓、山药、炒三仙、炒薏苡仁等健脾化湿和中，黄柏、萆薢、晚蚕沙、车前子清利湿热；五爪龙利湿消肿；当归伍白芍养血和营，龙骨、牡蛎重镇安神。调治半年，诸症悉除。

阴阳毒

阴阳毒相当于红斑狼疮的面部皮损。《金匮要略》载："阳毒之为病，面赤斑斑如锦纹，咽喉痛……阴毒之为病，面目青，身痛如被杖，咽喉痛。"《诸病源候论》曰："赤丹者，初发疹起，大者如连钱，小者如麻豆，肉上粟如鸡冠肌理，由风毒之重，故使赤也。"周痹之名，源于《灵枢·周痹》，原文曰："周痹者，在于血脉之中，随脉以上，随脉以下，不能左右，各当其所。"《医宗金鉴》谓："周痹，或痛，或肿，或手，或足，患有定处，痛无歇止，或从上病及于下，或从下病及于上，而不似众痹痛有歇止，左右相移流走也。"路老认为其病本虚标实，寒热错杂，病程长，多由素体不足、气血亏损所致，以郁热、火旺、热毒、血热、瘀滞、风湿、积饮、水湿等标实表现为主。病位在经络血脉，以三焦为主，与脾、肾密切相关，可累及心、肺、肝、脑、皮肤、毛发、爪甲、肌肉、关节、营血，遍及全身各个部位和各个脏器。以扶正固本、培土益肾、益气养血、调营和卫、温通经络以治本，以清、泄、通、散、利等法以治标。

桂枝芍药知母汤治疗阴阳毒

王某，女，41岁，干部。患者于1992年确诊为红斑狼疮，长期服用激素，1993年11月5日于北京某医院住院治疗，因高热不退，用激素治疗无效，前来请路老会诊。体温为39℃，血压为128/82mmHg，血红蛋白为82g/L，红细胞为3.2×10^9/L，红细胞沉降率为58mm/h，尿蛋白（3+），谷丙转氨酶为168U，抗核抗体（+），抗ds-DNA抗体（+），补体C3为56g/L。症见恶寒发热，咳嗽阵作，咯痰色白，咽痛，口干喜饮，右腮肿大且痛，全身关节疼重，舌质暗红，苔白厚腻，脉沉弦数。证属身虚复感寒邪，风寒由表入里，化热伤阴，内传损及脏腑，治以疏风祛湿，清泄余热。方选竹叶石膏汤加减，药用竹叶9g、生石膏（先煎）15g、沙参12g、麦冬10g、牛蒡子10g、桔梗10g、清半夏10g、炒杏仁10g、薏苡仁10g、防风10g、防己10g、木蝴蝶6g、甘草3g。服药3剂后，体温正常，继服3剂。

二诊：咳嗽、咽痛、腮肿痊愈，仍手指、腕、肘、肩关节窜痛麻木，局部红肿，纳差，心烦不寐，面色萎黄，舌质暗，边有齿痕，脉弦滑。证属寒湿阻络，郁而化热，治以益气养血，温经散寒，疏风祛湿，通络止痛，佐以清热，方选桂枝芍药知母汤加减，药用桂枝9g，赤芍10g，白芍10g，知母10g，炒白术12g，淡附片（先煎）6g，生黄芪15g，青风藤15g，晚蚕沙（包煎）15g，七叶一枝花15g，当归10g，防风10g，秦艽10g，淫羊藿10g，桃仁10g，炒杏仁10g，甘草6g。7剂，水煎服。

三诊：头痛，急躁，心烦易怒，腹胀，纳差，舌淡苔白，脉沉细，右脉寸长有余。此乃脾虚气滞，气血不足，治以健脾和胃，佐以通络止痛，方选当归补血汤加味，药用生黄芪、茯苓、松节、忍冬藤各15g，当归、赤芍、白芍、醋香附各10g，炒白术、枳实、木瓜各12g，川芎6g。服20剂后诸症渐愈。

四诊：面色稍润，关节痛好转，但遇风寒或夜间疼痛重，大关节尤著，舌边红，苔白，左脉沉滑，右浮大尺弱。此乃气血亏虚，寒湿阻络，治以补气活血，祛风除湿，通络止痛。方选补阳还五汤加减，药用黄芪、忍冬藤各15g，当归、茯苓、海风藤各12g，赤芍、白芍、地龙、炒苍术、威灵仙、片姜黄、防风、防己各10g，川芎6g。服7剂后症状改善。

五诊：关节痛大减，天寒凉仍指尖麻木，喜暖畏寒，遇劳腰酸，偶有头晕乏力，舌质稍淡，苔薄黄，脉沉细有力。此乃阳气不足，脉络被风寒侵袭，治以扶正祛邪，培土益肾，方选补阳还五汤加减与当归补血汤煎饮代茶，两方交替用。补阳还五汤加减：生黄芪20g，炒白芍15g，桂枝、当归各10g，片姜黄、淫羊藿各12g，木通、红花各9g，细辛4g。7剂，水煎服。当归补血汤：生黄芪25g，当归10g。分30次水煎服，每日频频代茶饮。

经过4个半月的治疗后复查血红蛋白为20g/L，红细胞为4.8×10^9/L，红细胞沉降率为20mm/h，尿常规正常，抗核抗体（－），抗ds-DNA抗体（－）。患者神清气爽，病情康复，能正常上班，以二诊方中加生地黄12g，鸡血藤15g，继服10剂，以善其后。半年后随访，已停用激素2个月，并正常上班。

辨证要点：以上病案可看出路老对本病的处置颇为独到。路老认为该病为本虚标实，郁久化热，清热只是治标的临时措施，扶正固本、温通祛湿应贯穿于本病治疗之始终。标热一经控制，应迅即转入调营卫、通经络、扶正固本等治则上来。竹叶石膏汤，《医宗金鉴》称其"以大寒之剂，易为清补之方"。治热以甘寒之法而除大热，避用苦寒之剂损伤脾胃，耗气伤津，以致虚之更甚。《金匮要略》曰："诸肢节疼痛，身体尪羸，脚肿如脱，头眩短气，温温欲吐，桂枝芍药知母汤主之。"《金匮要略广注》注释曰："今由主治之意而论之，则桂枝、麻黄、防风祛风湿以攘外，白术、甘草益脾气以补中，生姜散逆，芍药、知母养阴，附子生用则温经散寒，熟用则益阳除湿。"路老又以知母配七叶一枝花、秦艽清关节之虚热；配青风藤，善清经络中风湿热邪而止疼痛；配蚕沙祛风湿，通经络；桃仁、当归活血；炒杏仁降肺气，通水道；黄芪配白术补脾益气；淫羊藿补肾。本病患者素体虚弱，病情缠绵，属慢性消耗性疾病，临床治疗不可操之过急，用药不可过偏，应根据本病在各个不同时期、不同证候，选准经方灵活运用，适度化裁。路老结合自己多年经验，师古而不泥古，选经方交替轮用，相得益彰，使大病转危为安，日渐康复。

白虎汤治疗阴阳毒

韩某某，女，58岁，主因患红斑狼疮9个月于2008年11月12日初诊。患者今年1月因右侧颜面皮损不退，在友谊医院急诊就诊，诊断为红斑狼疮，查抗核抗体阳性，血沉快，予泼尼松等药物治疗，刻下症见满月脸，乏力，出虚汗，眼结膜出血，颜面右侧红斑硬结（红斑），周身散在出血紫癜，肝功转氨酶高，甘油三酯高，痰中带血，口干，鼻干，鼻塞，影响睡眠，血小板为6×10^9/L，鼻子每日出血，饮食可，二便正常，舌红体胖，散在白腐苔，左手脉弦滑数，右手脉沉弦数。证属热入营血，病延虽久，营分热尚存，治以清肃肺胃，凉血化斑。处方：生石膏（先煎）30g，知母10g，南沙参15g，麦冬10g，生地黄10g，羚羊角粉（分冲）2g，枇杷叶12g，黛蛤散（包煎）6g，玄参10g，炒薏苡仁20g，生薏苡仁20g，茵陈12g，牡丹皮12g，小蓟12g，白茅根30g。7剂，水煎服。另外给予代茶饮方：百合15g，荷叶（后下）12g，绿萼梅10g，绿豆衣12g，赤小豆20g，佛手8g。代茶频饮，7剂。

二诊：2008年11月19日。药后周身出血点减少，痰中带血消失，血小板为78×10^9/L，鼻子出血次数减少。诸症减轻，宗上法调整，予上药去黛蛤散、小蓟，加地榆炭15g，水红花子15g。7剂，水煎服。

三诊：2008年11月26日。药后周身紫斑已消退，鼻子出血已止，效不更方，继以上方7剂巩固，停茶饮方。

辨证要点：《伤寒论》云："伤寒，脉浮滑，此以表有热，里有寒，白虎汤主之。""伤寒脉滑而厥者，此里有热，白虎汤主之。"伤寒病内热充盛是白虎汤的适应证。《温病条辨》云："手太阴暑温，或已经发汗，或未发汗，而汗不止，烦渴而喘，脉洪大有力者，白虎汤主之。"进而指出："面目俱赤，语声重浊，呼吸俱粗，大便闭，小便涩，舌苔老黄，甚则黑有芒刺，但恶热，日晡益甚者，传至中焦，阳明温病也，脉浮洪躁甚者，白虎汤主之。"伤寒入里化热，温病阳明热盛，热盛伤阴，宜用白虎汤清热存阴。尤在泾《伤寒贯珠集》释白虎汤曰："方用石膏，辛甘大寒，直清胃热为君，而以知母之咸寒佐之，人参、甘草、粳米之甘，则以之救津液之虚，抑以制石膏之悍也。"柯琴《伤寒来苏集》进一步指出："石膏大寒，寒能胜热，味甘归脾……色白通肺，质重而含津，已具生水之用；知母气寒主降，味辛能润，泄肺火而润肾燥，滋肺金生水之源。"故石膏、知母是清肺胃、滋肺肾之良药，路老又于方中加入玄参、南沙参、麦冬以增清热生津之力；热入营血，引动肝风，故予生地黄、羚羊角粉、牡丹皮、白茅根、小蓟、茵陈清肝凉血；枇杷叶清肺热；薏苡仁护脾胃；黛蛤散凉肝清肺热。诸药合用，共奏清热凉血、养阴生津之功，故取得了满意疗效。

口 疮

口疮是口舌发生疮疡或溃烂的一种病症。口疮之名首见于《内经》，书中将口疮责之于气候异常、火邪为患。后世隋代巢元方认为口疮属于心脾热盛，元代朱丹溪认为口疮有虚、实之分，实者责之于上焦热盛，虚者责之于中焦虚寒。明代以后对口疮的认识日趋完善，认为寒、热、虚、实皆可导致口疮，内伤可涉及多个脏腑，心、肝、脾、胃、肺、肾诸脏功能失调皆可形成口疮，治当辨证论治。今人口疮之证有多发的趋势，因为现在生活条件改善，饮食结构发生了改变，饮食膏粱厚味者比比皆是，如饮食不节，过食辛热肥甘，热蕴中焦，食滞不化，胃腑积热，热邪循经上炎，熏灼口腔而为口疮。湿热证口疮可反复发作，伴口疮疼痛，进水加重，纳呆，大便黏滞不爽，舌质红，苔黄腻，脉弦数，治以清利脾胃湿热，方选半夏泻心汤、甘露消毒丹等。至中期邪实而正气已虚时，可清化湿热，酌加益气之品；口疮消失后，又可侧重益气养阴。口疮的治疗应内外结合，局部与整体并重，根据辨证论治的原则，上病治下，釜底抽薪，则口疮自愈。

半夏泻心汤治疗口疮

徐某某，男，42岁，汉族，已婚，北京人，主因口腔溃疡11年于2007年10月30日初诊。患者11年来常发口疮，开始为口唇部，其后为口腔黏膜及舌，逐渐严重，曾用激素治疗，缓解约半年，之后服用中药治疗，效果不佳。就诊时症见口舌生疮，此起彼伏，疼痛异常，悬雍垂处可见溃疡，进水时疼痛加重，目眵较多，伴有头痛，口不干，纳寐可，大便黏滞不爽，形体偏瘦，口唇内有硬结，舌体胖，质暗，苔黄腻，脉弦滑。依据口疮反复发作、大便黏、苔黄腻等症，辨证为脾胃湿热，蕴结中焦，遵仲景泻心法以清利湿热。药用法半夏12g，黄连8g，炒黄芩10g，炮姜10g，五爪龙20g，炒麦冬12g，西洋参（先煎）10g，焦栀子8g，生石膏（先煎）30g，炒防风12g，生薏苡仁30g，茵陈12g，升麻10g，醋香附10g，甘草8g。药后悬雍垂处溃疡即消，余症亦减轻，遂以上方加减治疗，2个月后随访，口腔溃疡未再复发，多年顽疾得以痊愈。

辨证要点： 半夏泻心汤出于《伤寒论》154条，原文曰："伤寒五六日，呕而发热者，柴胡汤证具，而以它药下之，柴胡证仍在者，复与柴胡汤。此虽已下之，不为逆，必蒸蒸而振，却发热汗出而解。若心下满而硬痛者，此为结胸也，大陷胸汤主之；但满而不痛者，此为痞，柴胡不中与之，宜半夏泻心汤。"该方在原文中治疗寒热错杂痞证，是辛开苦降、清利湿热的典型方剂。王旭高曰："半夏泻心汤治寒热交结之痞，故苦辛平等；生姜泻心汤治水与热结之痞，故重用生姜以散水气；甘草泻心汤治胃虚气结之痞，故加重甘草以补中气而痞自除。"本案患者伴有头痛、大便黏滞不爽、形体偏瘦、舌胖质暗、苔黄腻、脉弦滑等症，系湿热蕴结脾胃，循经上扰所致，故选用张仲景的半夏泻心汤，辛开苦降，清利湿热。药用黄连、黄芩、石膏、栀子苦寒燥湿，清热解毒；防风、升麻发散郁火；炮姜、半夏和黄芩、黄连辛开苦降；薏苡仁、茵陈、五爪龙清热利湿，导湿下行；甘草清火解毒；麦冬养阴；香附调气以利升降。诸药燥湿，清热，散火，解毒，养阴，调理升降，使湿热清，脾胃功能恢复，故使多年顽症治愈。

小承气汤治疗口疮

相某某，女，23岁，汉族，未婚，北京人，主因口腔溃疡10年于2006年12月9日初诊。患者10年来经常发作口腔溃疡，约每月发作1次，伴大便干燥，2~3天1行。刻下症见左、右侧下唇内黏膜、右侧牙龈处各有一黄豆大小溃疡，溃疡面色白，局部肿而发热，初时晨起疼痛，现疼痛症状消失，纳食可，睡眠安，晨起口气较重，大便干燥，2天1次，量少难解，小腹胀满，舌体胖大，边有齿痕，舌淡，苔薄白，脉弦滑。证属脾胃热盛伤津，腑气不通，内热熏灼口舌，治以清热泻火，通腑导滞。处方：生大黄（后下）3g，厚朴12g，炒枳实15g，茵陈12g，焦栀子8g，生石膏（先煎）30g，藿梗（后下）10g，苏梗（后下）10g，炒苍术12g，茯苓20g，败酱草15g，生薏苡仁15g，炒薏苡仁15g，砂仁（后下）6g，当归12g。服药14剂后口腔溃疡基本痊愈，小腹胀减轻，口气重减轻，大便成形，舌体稍胖大，淡红，尖稍红，苔薄白，脉沉弦小滑。继以上方加减治疗以巩固疗效。

辨证要点：《伤寒论》原文曰："阳明病，其人多汗，以津液外出，胃中燥，大便必硬，硬则谵语，小承气汤主之。若一服谵语止者，更莫复服。"小承气汤治疗阳明腑实证，功能通腑泄热通便，消除痞满。柯琴《伤寒来苏集》曰："诸病皆因于气，秽物之不去，由于气之不顺，故攻积之剂，必用行气之药以主之。亢则害，承乃制，此承气之所由名。又病去而元气不伤，此承气之义也。夫方分大小，有二义焉，厚朴倍大黄，是气药为君，名大承气；大黄倍厚朴，是气药为臣，名小承气。味多性猛，制大其服，欲令泄下也，因名门大；味少性缓，制小其服，欲微和胃气也，故名曰小。二方煎法不同，更有妙义，大承气用水一斗，先煮枳朴，煮取五升，内大黄者取三升，内硝者，以药之为性，生者锐而先行，熟者气钝而和缓，仲景欲使芒硝先化燥屎，大黄继通地道，而后枳朴除其痞满，缓于制剂者，正以急于攻下也。若小承气汤则三物同煎，不分次第，而服之四合，此求地道之通，故不用芒硝之峻，且远于大黄之锐矣，故称为微和之剂。"本案患者为腑气不通，腑热上熏而发口疮，故治以小承气汤（大黄、枳实、厚朴）合茵陈蒿汤（茵陈、栀子、大黄）加减，清胃热，通便泻热，酌加藿梗、苏梗、砂仁和胃降浊；炒苍术、茯苓、薏苡仁健脾祛湿升清；生石膏清胃热；败酱草清湿热；当归和血通便。全方通腑泄热，和胃降气，健脾升清，使胃热清，脾气和，腑气通，引火下行，则心脾之热清，口疮自愈矣。

葛根芩连汤治疗口疮

张某，男，32岁，汽车司机，主因口腔溃疡反复发作10年于1988年5月初诊。患者口腔溃疡反复发作10余年，严重时口腔灼热疼痛，常伴有失眠，多梦，头晕，乏力，口黏口干，乏味。1978年夏曾患急性肠炎，未能根治，此后经常脘痛，纳呆，腹胀，大便黏滞不爽，稍有后重感，小便色黄，尿时灼痛，舌体胖，边尖红，苔薄腻微黄，脉弦滑小数，治以清热燥湿，消食导滞。处方：葛根15g，秦皮12g，黄芩12g，黄连12g，大黄炭（后下）10g，当归15g，白芍12g，厚朴花12g，炒枳实15g，干姜10g，神曲15g，炙甘草8g。水煎服。以此方进退共5诊，服药35剂，口疮愈，二便调，睡眠好转，改用越鞠保和丸以善后。

辨证要点：葛根黄芩黄连汤具有解表清里的功能，治疗肠道湿热下利证。尤在泾《伤寒贯珠集》曰："太阳中风发热，本当桂枝解表，而反下之，里虚邪入，利遂不止，其证则喘而汗出。夫促为阳盛，脉促者，知表未解也。无汗而喘，为寒在表；喘而汗出，为热在里也。是其邪陷于里者十之七，而留于表者十之三，其病为表里并受之病，故其法亦宜表里双解之法……葛根解肌于表，芩、连清热于里，甘草则合表里而并和之耳。盖风邪初中，病为在表，一入于里，则变为热矣。故治表者，必以葛根之辛凉；治里者，以芩、连之苦寒也。"

本案患者为司机，饮食无常，饥饱劳役，脾胃受戕，湿热内蕴，阻滞大肠，病程虽久而无虚象，然湿热久蕴，不易骤化，宜缓图之，取葛根黄芩黄连汤，清热燥湿，升脾胃之清阳，秦皮加强清热燥湿之力，当归、芍药调和气血，缓急止痛，以小承气汤（大黄、枳实、厚朴）合大黄黄连泻心汤清泻里热，寓枳实导滞之意，使邪有出路，以消导积滞，干姜温脾胃祛湿，神曲消食，甘草缓中，全方共奏清热燥湿解毒之功。

□
疮

肠　痈

肠痈是热毒内聚，瘀结肠中而生痈脓的一种病证。西医阑尾炎属于中医肠痈范畴。肠痈的记载首见于《内经》，汉代张仲景创制的大黄牡丹汤、薏苡附子败酱散至今仍为临床沿用。本病病机可概括为四个方面：一是饮食不节，暴饮暴食，恣食膏粱厚味或生冷，食滞中焦，损伤脾胃；二是劳伤过度，急暴奔走，或跌扑损伤导致肠络受伤，瘀血阻滞肠中而成肠痈；三是寒温不调，外邪侵袭，胃肠受损，气机失调，瘀血阻滞而成；四是喜怒无度，忧思惊恐，影响胃肠运化，肠胃痞塞，运化失常，气血凝滞而致。其治疗大法有三：一是通里攻下；二是清热解毒；三是活血化瘀。排脓、通里攻下为主要治法，因兼有热毒、积滞、痈肿、瘀血内阻，故清热解毒、行气导滞、活血化瘀之法亦不可少。

大黄牡丹汤治疗肠痈

张某，男，40 岁，北京人，主因腹痛 2 天于 2009 年 8 月 23 日初诊。患者 2 天前出现腹痛，就诊于西医院，诊断为阑尾炎，患者不愿手术，求助于中医治疗。症见发烧，恶心，食欲不振，右下腹压痛、反跳痛，大便干，舌暗红，苔薄黄腻，脉弦数。证属热毒、积滞、瘀血内结，治以通里攻下，清热解毒，活血化瘀，方以大黄牡丹汤加减治之。药用生大黄（后下）12g，粉牡丹皮 12g，桃仁 12g，冬瓜仁 20g，芒硝（冲服）9g，白芍 12g，金银花 15g，白术 15g，厚朴 12g，砂仁（后下）12g。5 剂，水煎服。

二诊：药后下黑黄稀粪，腹痛减轻，发烧退。继以上方加生薏苡仁 20g，7 剂，水煎服。

三诊：药后腹痛续减，局部轻微压痛，食欲好转，上方大黄、芒硝减半量，加太子参 15g，继服 5 剂以巩固疗效。

辨证要点：大黄牡丹汤为仲景治疗肠痈之主方，见于《金匮要略·疮痈肠痈浸淫病脉证并治第十八》，原文："肠痈者，少腹肿痞，按之即痛如淋，小便自调，时时发热，自汗出，复恶寒，其脉迟紧者，脓未成，可下之，当有血。脉洪数者，脓已成，不可下也，大黄牡丹汤主之。"本方通里攻下，清热解毒，活血化瘀。《金匮要略今释》曰："盲肠阑尾之炎，当其发炎而脓未成之际，服本方则炎性渗出物随下，其状亦似脓。方后所云：有脓当下者，盖指此。非谓脓成之证亦可用本方也。脓成与否，为本方与薏苡附子败酱散之界画，不容假借。其证候，在肿痛处之痞硬与濡软，在寒热与无热，在脉之迟紧与数，学者详焉。"《金匮要略广注》亦云："脓未成，以热毒尚结而未化，故用大黄牡丹汤下其血。"方中大黄、芒硝通里攻下泻热；牡丹皮、桃仁活血化瘀凉血；冬瓜仁散痈排脓，清利湿热；金银花清热解毒。又以白芍养血解痉，白术、厚朴、砂仁和胃降腑气。全方具有通里攻下、清热解毒、活血化瘀之功效，故急症肠痈药后奏效神奇。

慢惊风

慢惊风为小儿惊风的一种类型，来势缓慢，以反复抽搐、昏迷或瘫痪为主症，预后一般较差。多因大病久病后，气血亏虚，阴阳两伤，或由急惊风转化而成。结核性脑膜炎是由结核杆菌引起的脑膜非化脓性炎症，属于中医"慢惊风"范畴。中医认为本病是由于人体正气亏耗，脾胃虚损，气血不足，抗病力降低，痨虫趁虚而入，病邪郁热化火，窜入营血而酿成。痨虫极易耗伤津液气血，常致肺阴不足、脾虚肝旺、阴血亏损、风热郁蒸。阴血不足，血不养筋，虚风内动，脾虚肝旺，肝胃不和，胃气上逆，火盛热极，肝风内动，邪窜营血，心窍被蒙，气伤阴耗，元气亏虚，出现阴阳俱虚。本病主要表现是脑积水，颅内压高，路老以泻水热结治疗本病，取得很好效果，体现了辨证与辨病相结合的灵活辨证思想。

猪苓汤治疗慢惊风

王某，女，62岁，主因头痛、呕吐2个月余于2004年8月16日初诊。患者曾患肺结核病近20年，于今年6月初因低热、头痛、呕吐，继之意识模糊而住某医院治疗。经CT、脑脊液培养等检查确诊为结核性脑膜炎，用抗痨、利尿、口服安宫牛黄丸等治疗，病情尚稳定，但意识仍时清时昧，时有头痛，下午及晚上低热，体温为37.5~38℃，伴呕吐，口渴欲饮水，小便不能自解（靠导尿管排尿）。经60余天的治疗，病情未能进一步好转，故特邀路老会诊。症如上述，伴见颈项强硬，反应较迟钝，语言不利，大便2~3日1行，舌红苔少，脉弦细略数。患者素患肺痨，本阴虚体质，复因结核性脑膜炎脑水肿，屡用甘露醇、呋塞米（速尿）等利水之药，使阴液更伤，虽用西药利尿，仍未能解除膀胱水热互结之证。纵观诸脉症，证属阴虚水热互结、水气上蒙清窍之候，治以育阴清热利水，佐以息风开窍，方选猪苓汤加味。药用猪苓20g，茯苓15g，滑石（包煎）15g，泽泻18g，阿胶（烊化）12g，胆南星10g，天竺黄10g，郁金15g，石菖蒲10g，远志6g，钩藤（后下）15g，天麻15g，生大黄（后下）3g。7剂，水煎服，每日1剂，同时送服冰片胶囊，每次1g，日2次。

二诊：药后头痛减轻，能自解小便，但仍不利，大便通畅，呕吐已止。效不更法，以上方去大黄，再进15剂。

三诊：头痛基本消失，小便较前畅快，语言较前流利，反应较前灵敏，意识清楚，体温36.5℃。发热消，蓄水除，宗原法，以上方略有加减，再进30剂，诸症消失。后患者带药回家调养。

辨证要点：猪苓汤用以治疗阴虚水热互结之证。本案患者患结核性脑膜炎，以头痛、发热、呕吐、渴欲饮水、小便不利为主症，其主症与猪苓汤证相吻合，故路老根据主症、舌脉辨为阴虚水热互结膀胱，水气上蒙清窍，用猪苓、阿胶、茯苓、泽泻、滑石育阴，清热利水；石菖蒲、郁金、远志以醒脑开窍；天麻、钩藤、胆南星、天竺黄平肝息风涤痰；生大黄有釜底抽薪、标本同治之妙，既着眼整体，又重点突出，治疗难治之结核性脑膜炎获得良效，值得余辈好好学习。

肺 癌

在我国，肺癌的发病率和死亡率均居于首位，且逐年增高，其中男性发病率和死亡率居首，女性发病率居第2位（仅次于乳腺癌），而死亡率居首位。肺癌早期采用手术治疗是获得治愈和远期疗效较可靠的手段，但临床上86%的患者确诊时已是中晚期，错过了手术治疗的最佳时期，大部分只能进行放疗、化疗，但放疗、化疗的毒副作用较大，5年生存率不到10%，尤其Ⅲ、Ⅳ期患者中不宜手术和不耐受放疗、化疗者高达40%，患者的生存质量较低，且预后较差。路老在多年实践中观察到，中医药在肺癌治疗中全程介入，可弥补西医治疗上的不足，且能增强西药疗效，减少毒副作用，延长生存期，提高生活质量。现将路老师治疗肺癌的经验介绍如下。

肺主气司呼吸，主宣发肃降，通调水道，朝百脉，主治节。《医宗必读·积聚》曰："积之成者，正气不足，而后邪气踞之。"肺癌病因多为年老体衰，伴慢性肺部疾患，肺气耗损；或七情所伤，气逆气滞，升降失调；或劳累过度，肺气不利，肺阴亏损。外邪趁虚而入，客邪留滞不去，肺气怫郁，宣降失司，气机不利，血行瘀滞，津液失于输布，津聚为痰，痰凝气滞，瘀阻络脉，致瘀毒胶结，日久形成肺部积块。《杂病源流犀烛》曰："邪积胸中，阻塞气道，气不宣通，为痰，为食，为血，皆得与正相搏，邪既胜，正不得而制之，遂结成形而有块。"说明肺中肿瘤的产生与正虚邪侵，气机不通，痰血搏结有关。肺癌病因病机的关键是因虚而病，因虚致实，是一种全身属虚、局部属实的疾病。肺癌的虚以阴虚、气阴两虚为多见，实则不外乎气滞、血瘀、痰凝、毒聚之病理变化。

临床所见多为最终的病理表现，即痰瘀蕴毒相互胶结成恶性肿瘤的终末形式。肺癌与其他恶性肿瘤相比较，在气与水的治节方面，即输布和运行失常方面表现得更为突出。肺癌病位在肺，但因肝主疏泄，脾主运化水湿，肾主水之蒸化，故与肝、脾、肾关系密切。另外，对于肿瘤的转移，因其为多器官、多系统病变，多见于骨、脑、肝、肾、肾上腺、淋巴结，甚至皮肤等，犹如风性善行而数变之象，概指五志气火交并，鼓动肝胆内风，或水不涵木，虚风内动。肺金固弱，难制风木，风助癌毒走窜，多属危重，故其基本病机当为虚损兼气滞，继而水停、痰凝、血瘀，痰瘀胶结蕴毒，最终形成肿瘤。

路老根据肺癌的病机制定治则为益气养阴，理气化痰，祛瘀散结，解毒抗癌，另根据具体情况兼以疏肝健脾、滋肾温阳、平肝息风。路老师受泽漆汤启示而创益肺化积汤。基本方：人参6g，石见穿30g，泽漆15g，清半夏15g，山慈菇15g，仙鹤草15g，白前15g，桂枝10g，黄芩10g，薏苡仁30g，甘草6g，生姜3片。

方中泽漆为君，味辛、苦，微寒，滋肾阴，止嗽泄水散结；人参、白前、甘草补脾宣肺，脾健可化湿利水，宣肺可通调水道；石见穿、山慈菇、仙鹤草散结消积；桂枝通阳导寒水，黄芩苦泄清邪热；半夏、生姜辛散，降逆止咳，祛痰化饮。《金匮要略·肺痿肺痈咳嗽上气病脉证治第七》云："咳而脉浮者，厚朴麻黄汤主之。脉沉者，泽漆汤主之。"路老认为，本方证述极简，仅"咳而脉沉"，应有不尽之意。除以方测证外，尚有其他佐证，如《脉经》云："寸口脉沉，胸中引胁痛，胸中有水气，宜服泽漆汤。"《备急千金要方·咳嗽门》云："咳而大逆上气，胸满，喉中不利，如水鸡声，其脉浮者，厚朴麻黄汤方……夫上气，其脉沉者，泽漆汤主之。"此方概是小柴胡变方，表证已罢，脾气衰不能节制，肺气逆不能通调，痰饮内盛，水停上焦，适用于肺系疾病见久咳不愈，迁延入里，正虚痰饮内生，甚而化热，主治水饮内停、喘咳身肿之证。《金匮要略心典》云："仲景之意，盖以咳皆肺邪，而脉浮者气多居表，故驱之使从外出为易；脉沉者气多居里，故驱之使从下出为易，亦因势利导之法也。"

泽漆汤加减治疗肺癌

患者，男，47岁，厨师，工作环境煤烟熏灼，主因喘息气急半年于2013年6月19日初诊。患者半年间突然消瘦10余斤，并见颜面、上肢浮肿，于当地医院诊断为肺癌纵隔转移，上腔静脉综合征，因无法手术，经放疗20次、化疗6次，未见明显好转。刻下症见须发眉俱秃，喘息气急，颜面、上肢浮肿，面青唇紫，饮食正常，二便正常，舌体中等，质暗红，两侧大片瘀斑，脉沉细弱。胸部CT显示右肺门占位(5.3cm×4.0cm)，纵隔淋巴结肿大，提示中央型肺癌，纵隔淋巴结转移。病理：低分化鳞癌。中医诊断为肺积，证属痰瘀互阻，处以益肺化积汤合血府逐瘀汤化裁。处方：石见穿30g，泽漆15g，清半夏15g，茯苓30g，生晒参6g，黄芩6g，桂枝6g，炒枳壳12g，荷梗15g，黄芪20g，当归尾15g，川牛膝15g，莪术10g，赤芍15g，北柴胡15g，夏枯草30g，仙鹤草30g，炙甘草6g。30剂，水煎服，每日1剂。

二诊：2013 年 7 月 19 日。颜面、上肢浮肿未进一步加重，喘息减，时有乏力，舌体中等，质暗红，两侧大片瘀斑，脉细涩。遂于初诊方泽漆增量至30g，黄芪增量至30g。30 剂，每日 1 剂，水煎服。

三诊：2013 年 8 月 19 日。颜面、上肢浮肿渐消，感觉良好，随即继以原方服用 60 剂。

四诊：2013 年 10 月 19 日。气息如常，面色青黄，浮肿全消，纳食稍减，舌体中等，质暗红，两侧少量瘀斑，脉细涩。以上方去夏枯草，加苏木 15g，山慈菇 15g。60 剂，每日 1 剂，水煎服。

五诊：2013 年 12 月 19 日。CT 提示右肺门肿瘤缩小为 2.1cm×2.0cm，纵隔淋巴结亦明显缩小。嘱其继守原方服药，择期复诊。

六诊：患者服药至 2014 年 11 月 1 日，胸部 CT 片显示肺部肿瘤及纵隔淋巴结肿大基本消失，复查血常规、血生化、肿瘤标志物均无异常。查面色、身形如常，纳便调，唇暗，舌体胖，质暗红，苔白腻，脉细滑。于原方加王不留行 30g，天南星 15g，薏苡仁 30g。2 日 1 剂，水煎服，嘱继续服用 3 个月以巩固疗效。

此患者间断服用中药，随访云每年复查无异常，至 2017 年 10 月仍健在。

辨证要点： 恶性肿瘤引起的上腔静脉综合征，发展迅速，预后不佳，平均存活 3~9 个月，有呼吸困难和 / 或脑水肿者仅存活 1 个多月。本案患者首诊因其唇紫舌瘀，脉沉细，兼颜面、上肢浮肿，辨证为痰瘀互阻，水饮停聚。患者肺积有形之邪为痰瘀互结，处以益肺化积汤合血府逐瘀汤当属中的。二诊获效，仍有喘息，浮肿未消，气虚水停证明显，遂加大泽漆用量以增行水消肿、化痰解毒之功，并加黄芪用量增益肺脾之气。四诊浮肿全消，纳食稍减，血瘀之象犹现，遂加苏木化瘀消积，并以清热解毒、化痰散结之山慈菇易苦寒败胃之夏枯草。五诊渐愈，患者效不更方，执持以服。六诊时已在 1 年之后，诊视基本如常，舌脉少有痰瘀之象，遂于上方加王不留行、天南星、薏苡仁以化瘀消痰，散结健脾，并减半量服用，以缓图邪去，待正气来复。

妇科疾病

　　女子年逾18周岁月经尚未初潮，或已行经而又中断达3个月以上者称为闭经。闭经最早见于《内经》，称为"女子不月""月事不来"，后世医家论述颇多。闭经的病因病机可分为虚、实两类。虚者多因肝肾不足、气血虚弱、阴虚血燥等导致血海空虚，无血可下而成闭经；实者多因气滞血瘀、痰湿阻滞而致邪气阻隔，经血不得下行导致闭经。临证当分清虚实，灵活辨治。

　　妇女行经期间或行经前后出现周期性小腹或腰骶部疼痛或胀痛，甚则剧痛难忍，伴有恶心、呕吐等为痛经。中医认为痛经辨证首先当分清寒热虚实，实则是寒湿、气滞、血瘀，寒主收引凝滞，寒客于胞宫，或气滞血瘀，应予以温经散寒、理气活血化瘀的方法治之；虚则脾胃、肝胆、肾虚，脾胃虚寒，肝肾亏虚，精血不足，胞脉失养均可致痛经。因此，分清寒热虚实，定位脏腑，然后灵活地辨证施治是治疗痛经的要点。

　　妇女阴道不规则出血称为崩漏，通常把经血暴下称为崩中，淋漓不止称为漏下。早在《内经》中就有崩的记载，张仲景《金匮要略》首先提出漏下之名，并提出了治崩漏的方药。明代方约之在《丹溪心法附余》提出治崩三法："初用止血以塞其流，中用清热凉血以澄其源，末用补血以还其旧。"清代《傅青主女科》创制了治疗气虚血崩的固本止崩汤和治血瘀致崩的逐瘀止血汤，均为后世所常用。一般崩证多为实证，漏证多为虚证。气滞血瘀，血热妄行，脾不统血，肝失藏血，肾虚失摄，心脾两虚，肝肾不足等，均可导致崩漏，临证当审虚实，辨寒热，定脏腑，除遵循"塞流、澄源、复旧"之大法外，应该结合患者的具体情况，或消逐瘀血，或寒凉降火，或收敛固涩，或健脾扶胃，或补气摄血，不可拘泥而一成不变。

　　妇人白带的量、色、质、味发生异常，或伴全身、局部症状者称为带下病。本病可见于西医学的阴道炎、子宫颈炎、盆腔炎、卵巢早衰、闭经、不孕、妇科肿瘤等疾病引起的带下增多或减少。"带下"之名，首见于《内经》，而"带下病"之名，首见于《诸病源候论》。由于这些疾病都发生在带脉之下，故称为"带下"。女性在青春期，尤其月经前后或中期，白带稍多，属于正常现象。若白带的量、色、质、气味发生异常，即为带下病。《女科证治》云："若外感六淫，内伤七情，酝酿成病，致带脉纵弛，不能约束诸脉经，于是阴中有物，淋漓下降，绵绵不断，即所谓带下也。"带下病的病因以湿邪为主，病机主要是任带两脉损伤。由于带下病以湿邪为患，故有湿病的特点，病势缠绵，反复发作，不易速愈，宜按照湿病证治的规律来治疗本病。

慢性盆腔炎是妇科常见病、多发病，归于中医"腹痛""痛经""带下""癥瘕"范畴。其特点是病程长，反复发作，久治难愈，因此目前西医尚无治本病的特效方法。中医辨证分为气滞血瘀、湿热瘀阻、寒湿阻滞三个证候，以气滞血瘀最为常见。《中医妇科大成》将本病分为湿热瘀阻、寒湿瘀阻、气滞血瘀、痰湿瘀阻、气虚血瘀五个证候。总之，该病与湿热、寒湿、气滞、痰湿、气虚有关，病性属于本虚标实，病位在胞宫、胞脉，病机为病邪内阻、瘀滞。治疗上应审病因，明病位，分清寒热虚实，然后灵活辨证。

子宫肌瘤又称子宫平滑肌瘤，是女性最常见的一种良性肿瘤，多无症状，少数表现为阴道出血，腹部触及肿物以及压迫症状等，如发生蒂扭转或其他情况时可引起疼痛。中医称子宫肌瘤为"石瘕"，病机为肝、脾、肾三脏功能失调，气滞血瘀，或阴寒凝滞，或热耗伤津。因肝胆郁滞而化火，湿热下注则为带下；因脾失健运，湿从内生则见痰凝气滞留于宫中；肾精亏损，精血暗耗，瘀血、恶血留聚宫中而形成肿瘤。其治疗以活血化瘀、散结消癥为主，佐以理气行滞，扶正固本。子宫肌瘤表现为出血者，治疗上要注意，消瘤不忘止血，止血不忘消瘤，并兼顾调理卵巢功能。如活血化瘀止血、凉血止血、益气止血诸法，应灵活应用。非出血期，重在消瘤以治本，应根据患者的体质和病证辨证施治。偏于寒湿者，宜温经散寒，软坚散结；偏于湿热者，应清利湿热，逐瘀散结；出血多，造成气虚血亏者，宜补益气血。总之，治疗本病应立足于整体，通过调理脏腑功能，祛除病邪，化瘀散结，达到消除肿瘤的目的。

妊娠后出现恶心呕吐，厌食或食入即吐的症状称为恶阻，多发生于妊娠早期，一般3个月后逐渐消失。中医认为恶阻的病机是冲脉气逆，胃失和降。常见原因为脾胃虚弱、肝胃不和、胃阴不足等。素体脾胃虚弱，妊娠进一步耗伤气血，脾胃更弱，胃失和降而食入即吐；肝气郁结，肝气犯脾胃，胃失和降，冲气上逆而呕吐；素有胃病，胃阴不足，升降失司，冲气上逆而呕吐。不同证型之呕吐有不同的特点：脾胃虚弱者，恶心，呕吐清水，伴有纳呆、乏力；肝胃不和者，恶心，呕吐酸水及苦水，伴有纳呆、胸闷、便秘；胃阴不足者，恶心，呕吐日久，伴有口干渴、胃嘈杂。治疗总以和降胃气为原则，但应根据辨证，搞清楚脾与胃、肝与胃的关系，灵活施治。

阴吹病名出自《金匮要略·妇人杂病脉证并治第二十二》，指阴中时有排气如矢气之状，甚或带有声响，状如矢气样的证候。阴吹多因中气不健，湿浊痞塞，痰湿停聚，或肠胃燥热，腑气不通，直逼阴户引起。一般临证分为气虚、肠燥、肝郁三种类型。气虚者阴吹时断时续，时轻时重，伴神疲倦怠，气短乏力，面色萎黄无华，舌淡白，脉细弱，乃脾胃虚弱，中气不足，运行无力，腑气不循常道，别走旁窍所致，治宜益气升清，调理脾胃，方取补中益气汤加减。肠燥者阴吹较剧，连续不断，伴大便秘结，口渴烦热，脘腹胀满，舌苔黄腻，脉弦滑，乃热结胃肠，腑气不通，胃气下泄，直走前阴所致，治宜润燥通便，调理气机，方用大承气汤加减。肝郁者阴吹作响，伴胸闷脘痞，两胁胀痛，心烦易怒，舌红苔黄，脉弦，证属情志郁结，气机不畅，治宜疏肝解郁，调达气机，方用柴胡疏肝散加减。

温经汤治疗闭经

郝某，女，31岁，主因闭经4年，于1977年1月5日初诊。患者自述1973年开始停经，月经至今未至，伴经常性少腹冷痛，四肢不温，畏寒怕冷，食欲不振，肢体倦怠，白带多，质清稀，无臭味。经黄体酮治疗后月经来潮，停药后又闭经。已婚5年，未曾孕育，舌质紫暗，苔薄白，脉细滑尺弱。经详细询问，方知过去下乡期间，曾于经期前后涉水劳动，居住环境潮湿，加之情绪一直抑郁不遂，而引起闭经。证属寒湿阻滞，气滞血瘀，治以温经散寒，暖肝温肾，祛湿行血，仿温经汤意化裁。药用炮姜6g，吴茱萸6g，肉桂3g，法半夏9g，牡丹皮9g，当归12g，川芎9g，白芍12g，党参9g，炙甘草3g，醋香附9g，生姜6g。后在此方基础上，寒甚时加熟附片、艾叶、干姜，湿重时加苍术、薏苡仁、茯苓，瘀血明显时加桃仁、红花、泽兰、鸡血藤、丹参。在服药30余剂时，月经开始来潮，量中等，色暗红，有瘀块，经行前少腹胀痛，白带量明显减少，四肢转温，后每于经期前1周开始服用温经散寒、行气活血之剂，月经基本按时而至，半年后月经基本恢复正常，并于第10个月时怀孕，后顺产1男孩。

辨证要点：《金匮要略》曰："问曰，妇人年五十所，病下利，数十日不止，暮即发热，少腹里急，腹满，手掌烦热，唇口干燥，何也？师曰此病属带下，何以故？曾经半产，瘀血在少腹不去。何以知之？其证唇口干燥，故知之。当温经汤主之。"本案患者因寒湿阻络兼气郁血滞，而致经血郁闭，并伴有经色暗红，挟有瘀块，经行时少腹冷痛，有寒冷感，四肢不温，按之痛不减，剧痛时四肢汗出，甚则闭经等，故治以温经散寒，祛湿，调气行血，以温经汤加减。《金匮要略广注》注释曰："《内经》云血气虚者，喜温而恶寒，寒则凝涩不流，温则消而去之。此汤名温经，以瘀血得温即行也。方内皆补养气血之药，未尝以逐瘀为事，而瘀血自去者，此养正邪自消之法也。"路老用吴茱萸、肉桂、炮姜温经散寒，通行血脉，当归、川芎、白芍、牡丹皮活血祛瘀，党参、甘草补中益气而资生化之源，半夏通降胃气而散结，生姜温里散寒和胃，使阳生阴长，气旺血充，醋香附理气调经，甘草调和诸药。诸药温经散寒以活血，补养冲任以固本，则瘀血去新血生，经调而病自除，瘥后体健自能怀妊生育，瓜瓞绵延矣。

理中汤治疗崩漏

付某，女，27 岁，工人，主因月经淋漓不止 10 个月于 1985 年 7 月 12 日初诊。患者月经淋漓不断 10 个月，伴有腿膝酸沉，周身乏力，头晕心悸，气短懒言，腹胀便溏。曾于 1977 年下乡劳动，遭受寒湿，引起两手、足趾关节肿胀疼痛，近 2 年疼痛加重，畏寒怕风，阴雨天及劳累后尤为明显，曾服用清热利湿、活血化瘀、温经通络之剂，痹痛、漏下不仅未减，反而体质更感虚弱。望其面色萎黄，两目乏神，切诊脉来微弱，舌淡，苔白腻。四诊合参，患者病在脾，实由脾运失司，外不化湿，内不统摄而致。因湿为阴邪，最易阻遏气机，伤人阳气，湿邪阻滞经络，阳气失于布运，故见肢体酸楚，神情倦怠；湿阻中焦则腹胀，便溏；气血不足，不能上荣清窍则头晕；心失所养则心慌，气短，脉来微弱；湿为阴邪，故畏寒怕风，遇阴雨天加重，同气相求故也。若不加详辨，仅依所述症状或西医诊断，按关节炎行清热消炎治疗，月经不调行活血化瘀、温经通络治疗，则越清热，脾阳越衰，以致寒湿凝滞不化，气血更加阻滞，而使病情加重。今病变重心在脏而不在经络，故不宜用温经通络之剂。治以益气健脾，温中摄血，仿归脾汤、理中汤合黄土汤之意。药用党参 9g，炙黄芪 12g，炒山药 15g，莲子肉 12g，丹参 10g，阿胶珠 6g，炒柏仁 10g，茯苓 10g，炮姜 6g，仙鹤草 15g，炙甘草 6g。先以伏龙肝 40g 煎水去渣，纳上药煎服，每日 1 剂，分 2 次服。该方仅服 4 剂，缠绵 10 个月之漏下痼疾痊愈，关节痹痛等亦明显好转，说明脾气得复则统摄有力，血自可归经，脾气健运正常，则湿邪自祛，湿除则经脉通利而痛自止。

辨证要点：血证是临床常见病候，《景岳全书·血证》总结前人经验，归纳出血原因为火与气两个方面，谓"而血动之由，惟火惟气耳，故察火者，但察其有火无火，察气者，但察其气虚气实"，缘气为阳，血为阴，气为血帅，血为气母，气与血有阴阳相随、互根依存的关系，而气之于血，有温煦、化生、推动、统摄的作用，但受自然界气候的影响，故气虚则血生化无由，血必因之而衰少，气寒无以温煦，血必因之而凝滞，气衰而推动无力，血必因之而瘀阻，气陷而不能统摄，则血常因之而外溢。然血为气基，故血虚则无以载气，气亦随之而不足，气失去血的濡养，则燥热诸证由之而生，尤其是血既脱失，则气无以附，可致阳气涣散不收，导致气脱、亡阳等重症。

本案患者出血较久，血虚则伤气，气不生血，气血俱虚，故当气血同治，补血以养气，治气以生血。方中党参、炙黄芪甘温补脾益气；炒山药、莲子肉、茯苓健脾祛湿；丹参、阿胶珠养血活血；炒柏仁养心安神；炮姜、伏龙肝温经止血；仙鹤草凉血止血；炙甘草调和诸药。全方共奏益气健脾、温中摄血之功，故取得很好的疗效。

胶艾汤治疗崩漏

杨某某，女，25岁，北京人，主因月经淋漓不断1个月于2008年3月20日初诊。患者近几年工作忙，比较劳累，1个月前来月经后出血不止，血色红，无腹痛，腰酸乏力，苔薄白，脉沉细。证属肾虚不能固摄，治以补肾益气、止漏固脱法，方以《金匮要略》胶艾汤加减。药用当归身6g，川芎3g，白芍6g，熟地黄12g，艾叶2g，太子参12g，女贞子15g，杜仲15g，黄精12g，砂仁(后下)12g，阿胶(烊化)9g，甘草3g，旱莲草15g。7剂，水煎服。

二诊：药后出血即止，腰酸、乏力有所改善。以上方去川芎，加益智仁12g，益母草15g，以巩固疗效。观察2个月，病未再发。

辨证要点： 胶艾汤出自《金匮要略·妇人妊娠病脉证并治第二十》，原文曰："师曰妇人有漏下者，有半产后因续下血都不绝者，有妊娠下血者，假令妊娠腹中痛，为胞阻，胶艾汤主之。"胶艾汤补血止血，调经安胎。《金匮要略广注》曰："胞阻者，足三阴经血不足，无以养胎，则胞脉阻隔，而上下之气不通，故令腹痛。"又注释曰："此汤用四物、阿胶养血，甘草缓解经腹痛，艾叶入脾肝肾三阴经，辛能利窍，苦可疏通，故气血交理，而女科止腹痛，安胎气，暖子宫，带下崩中多用之。"胶艾汤用四物汤当归、熟地黄、白芍、川芎养血活血，艾叶、阿胶温经止血，又加入女贞子、旱莲草、杜仲补肾，太子参补气，砂仁降逆气。益智仁、益母草既有收涩固脱之功，又有养血之效。全方养血活血，缓急止痛，而又加入固涩、塞流之品，故腹痛、崩中、漏下之证得以缓解。

当归四逆汤治疗痛经

张某某，女，26岁，未婚，河北人，主因痛经半年于2008年9月10日初诊。患者半年来出现经行腹痛，少腹冷痛，得温则痛减，伴腰酸，手足冷，平素食欲欠佳，有时恶心。细问病史缘于半年前受寒，月经量少，有血块，舌质淡红，边有瘀斑，脉沉弦细。证属血海空虚，寒邪直客胞宫，血脉瘀滞，治以温经散寒，养血通脉，方选当归四逆汤加减。药用当归12g，桂枝12g，白芍12g，炒小茴香9g，甘草6g，吴茱萸6g，制附片（先煎）12g，细辛3g，通草6g，大枣6g。7剂，水煎服。

二诊：药后手足转温，腰腹冷痛亦减，月经来潮，痛经已明显减轻，舌质红，苔薄白，脉来弦细小数。服药后寒邪得散，血脉得行，但余邪未尽，以上方加香附12g、延胡索12g以疏肝理气，行瘀止痛。续进14剂，厥阴、少阴冲和之气生，寒凝气滞之病因除，气血畅达，百脉调和，痛经未再发作。

辨证要点：当归四逆汤具有温经散寒、养血通脉之功，凡感受寒邪，或寒入胞宫，痛经、腰背痛、肢体关节疼痛等均可用之。清代柯琴《伤寒来苏集》曰："外伤于寒，则阴阳之气不相顺接，故手足厥冷，脉微欲绝。"又曰："凡伤寒初起，内无寒证，而外寒极盛者，但当温散其表，勿遽温补其表。此方用桂枝汤以解外，而以当归为君者，因厥阴主肝，为血室也。肝苦急，甘以缓之，故倍加大枣，犹小建中汤加饴糖法。肝欲散，当以辛散之。细辛，其辛能通三阴之气血，外达于毫端，比麻黄更猛，可以散在表之严寒……通草即木通，能通九窍而通关节，用以开厥阴之阖，而行气于肝。"方中以桂枝、当归、白芍、细辛、通草温经散寒，养血通脉，甘草、大枣益气和中，调和诸药，又加小茴香、吴茱萸、制附片增强温经散寒、养血通脉、温肾暖肝之力。见效后又加香附、延胡索以疏肝理气，化瘀止痛。诸药共用，恰中病机，致寒邪散而阳生，瘀滞去而血脉通，故痛经得以缓解。

茵陈五苓散治疗带下证

刘某，女，28岁，已婚，北京人，主因白带增多1个月于2009年8月就诊。患者平时带下量多，色白或黄，质稠秽，近日因冒雨涉水，复出现腰酸痛，下肢酸痛，白带增多，质如涕而有臭秽之气，小便不畅，舌苔黄厚腻，脉缓。证属湿热下注，肾虚冲任受损，方选茵陈五苓散加减。药用绵茵陈20g，炒椿皮 15g，鸡冠花 12g，桂枝 8g，土茯苓 20g，白术 12g，泽泻 12g，猪苓 15g，防风 5g，川牛膝 15g，炒杜仲 12g，桑枝 20g。7 剂，水煎服。

二诊：药后腰酸、下肢酸痛减轻，白带减少，小便通畅。继以上法进退，上方减防风，加生薏苡仁 20g、陈皮 12g 以健脾祛湿，祛除湿之来源。

三诊：药后诸症续减轻，继以上法调理巩固。

辨证要点： 茵陈五苓散出自《金匮要略·黄疸病脉证并治第十五》，是治疗脾虚湿盛而发黄疸，即阴黄的处方。本案患者由于感受湿邪而出现白带量多、腰膝酸软的症状，属湿盛、脾肾两虚所致，故于茵陈五苓散方中加入补肾药物，以补脾肾，祛湿利水。药用茵陈清利湿热；五苓散之桂枝、白术、泽泻、猪苓、土茯苓（取代茯苓）温阳化气行水；加炒椿皮、鸡冠花清利湿热以止带；加防风内外合治，表里双解，并有升阳除湿之意；又加牛膝、杜仲补肾强腰；桑枝通经络祛湿。全方温阳化气行水，清利湿热止带，又以补脾肾治本，标本同治，带下之证，药后而解。

桂枝茯苓丸治疗慢性盆腔炎

王某某，女，35 岁，已婚，主因腹痛半年于 2009 年 4 月 12 日初诊。患者半年前出现右下腹疼痛，伴有腰酸不适，当时于医院就诊，妇科检查见宫颈糜烂，两侧附件增厚，右侧附件能触及鸡蛋大小的包块，触痛明显，诊断为慢性盆腔炎。患者求助于中医治疗。来诊症见右下腹疼痛，触之痛剧，生气、紧张时加重，伴小腹坠胀，腰酸，月经量减少，有血块，纳可，二便调，舌暗有瘀斑，苔白腻，脉弦细。中医诊断为癥瘕，证属肝气郁结，气滞血瘀，治以疏肝理气，活血消癥，方选桂枝茯苓丸加减。药用茯苓 15g，桂枝 9g，牡丹皮 12g，桃仁 12g，当归 9g，白芍 9g，炙鳖甲 15g，八月札 15g，石见穿 15g，川牛膝 20g，甘草 6g。7 剂，水煎服。

二诊：腹痛略减，肿块未消，生气后腹痛发作。继宗上法，以上方去桂枝，加香附 12g，郁金 12g。14 剂，水煎服。

三诊：药后腹痛续减，肿块略有缩小。继以上法调理 2 个月，肿块已小，腹痛消失，半年后随访，疗效巩固，未再复发。

辨证要点： 桂枝茯苓丸出自《金匮要略》，原文曰："妇人宿有癥病，经断未及三月，而得漏下不止，胎动在脐上者，为癥痼害。妊娠六月动者，前三月经水利时，胎也。下血者，后断三月，衃也。所以血不止者，其癥不去故也，当下其癥，桂枝茯苓丸主之。"桂枝茯苓丸为理血剂，具有活血化瘀、消癥的功效，主治妇人宿有癥块，或血瘀经闭，行经腹痛，产后恶露不尽等。

本案患者由于情志不舒，郁怒伤肝，肝郁气滞，血运受阻，瘀血留滞，渐成癥积，故用桂枝茯苓丸治之。《金匮要略广注》释该方曰："宿血不去则新血不生，丹皮、桃仁去瘀，芍药和荣，茯苓淡以渗泄之，桂犹圭也，引导阳气，则癥病已通，血止胎安矣。"路老方中又加鳖甲软坚散结；牡丹皮、当归、川牛膝活血化瘀，理气止痛，软坚消癥；八月札、石见穿疏肝活血理气；甘草调和诸药。全方共奏疏肝活血化瘀、散结消癥之功。

当归芍药散治疗子宫肌瘤

张某某，女，42岁，主因发现子宫肌瘤2个月于2009年4月12日初诊。患者2个月来出现月经紊乱，月经量多，伴带下时清时黄，偶夹血丝，经行腰胀痛，经前乳房胀痛，头晕，胸闷等，睡眠可，二便调，舌淡，苔薄，脉弦细。医院超声提示子宫肌瘤。辨证为肝郁脾虚，痰瘀互结，治以健脾祛湿，化瘀消癥，方选当归芍药散加味。药用当归10g，茯苓15g，泽泻10g，白术15g，川芎12g，生薏苡仁15g，浙贝母12g，海藻10g，八月札15g，川牛膝15g，香附12g，佛手12g。14剂，水煎服。

二诊：上方服用半个月，白带已正常，腰胀、乳房胀痛消失。继宗上法服用3个月，B超复查显示子宫肌瘤消失。

辨证要点： 当归芍药散具有养血调肝、健脾利湿的功效。本案患者子宫肌瘤由于肝郁脾虚，湿热瘀阻而成。《金匮要略广注》曰："胎中有宿水停渍，故令腹中急痛也，用白术健脾燥湿，茯苓、泽泻利水散瘀，当归、川芎养血行气，芍药独多用者，以其敛阴气而安脾经，为血虚腹痛者所必需也。"全方温凉并用，以温为主。子宫肌瘤既有瘀留成癥的实证，又有久病耗血伤正的虚候，形成本虚标实之病。因经血量多损耗气血，带下淋漓损及阴津，皆可致虚，立法宜权衡虚实轻重，既要化瘀消结，又要益血扶正。路老认为，要补化并用，以化为主，做到既能活血化瘀，散结消癥，又不伤损正气。本案湿阻容易生痰，痰瘀互结为主要病机，故以当归、茯苓、泽泻、白术、川芎、牛膝健脾祛湿，活血化瘀；生薏苡仁、浙贝母、海藻祛湿化痰软坚；香附、佛手、八月札疏肝理气，解郁散结。全方补化并用，以化为主，整体与局部同治，祛湿、化痰、散结、祛瘀于一炉，故收到理想的效果。

半夏泻心汤治疗妊娠恶阻

王某某，女，28岁，主因怀孕2个月呕吐，饮食不入于2008年3月22日初诊。患者怀孕2个月余，症见食入即吐，胃脘刺痛，不能进食，大便三四日未行，夜间烦躁不寐，舌质暗红，少苔，脉弦滑。证属孕后经血不泻，冲脉气盛，胃失和降，蕴而化热，热伤阳络，治以清热止呕，和胃化浊，佐肃肺平肝法，方选半夏泻心汤加减。药用法半夏10g，黄连5g，黄芩9g，干姜3g，太子参12g，白术15g，枇杷叶12g，陈皮6g，合欢皮15g，甘草5g，大枣10枚。5剂，水煎服。

二诊：药后恶心、呕吐大减，少进饮食，胃脘刺痛亦消失，诸症随之好转，苔薄白，脉弦滑。已见效机，恐胃阴已伤，上方加麦冬12g，刀豆6g，5剂，水煎服。药后呕吐止。

辨证要点：半夏泻心汤为和解剂，具有调和肝脾、寒热平调、消痞散结之功，主治寒热错杂之痞证。方中以半夏为君，降逆止呕。柯琴在《伤寒来苏集》曰："凡呕后痞硬，是上焦津液已干，寒气留滞可知"，故予干姜散寒气，"痛本于心火内郁，故仍用黄芩佐黄连以泻心也……用参、甘、枣者，调既伤之脾胃，且以壮少阳之枢也。"

本案患者妊娠呕吐，系肝气犯胃，胃中痞满，寒热错杂，故予半夏泻心汤加减，路老在方中又加入枇杷叶清肃肺热，陈皮宽胸理气、化浊和胃，白术健脾祛湿，合欢皮养心安神以和胃。药到病除。《素问·六元正纪大论篇》中指出："有故无殒，亦无殒也。"说明只要辨证准确，掌握药量，小制其剂，中病即止，即使为攻伐之剂，也绝无伤胎之虞。

小建中汤治疗阴吹

王某某，女，42岁，北京人，主因阴吹3年于2008年4月3日初诊。患者素有胃病，每受寒后胃痛，平时饮食不佳，喜温喜暖，3年前出现月经不调，有时月经淋漓不断，渐出现贫血，身体疲惫。后阴道经常有气体排出，状如矢气，隐而不愿告人已3年之久。刻下症见胃脘隐痛，温之较舒，纳食不香，嗳气，四末不温，阴道时有气体排出。经医院诊断为胃下垂。兼见面色㿠白，神疲肢懒，舌淡，苔白，脉细弱。证属脾虚气陷，气血不足，治以健中州资化源，益气血而强体魄，佐固涩之品，以小建中汤化裁。药用生黄芪15g，桂枝

6g，白芍12g，当归10g，生姜8g，大枣10g，肉豆蔻12g，茯苓15g，升麻4.5g，吴茱萸6g，山萸肉12g，炙甘草6g，饴糖3匙为引。14剂，水煎服。

二诊：服药半个月，胃痛消失，饮食改善，阴吹亦减轻。继以上法巩固，半个月后告知阴吹之症已消失。

辨证要点： 阴吹一症，首见于《金匮要略·妇人杂病脉并治第二十二》，原文曰：胃气下泄，阴吹而正喧，此谷气之实也。"指出本病是由大便闭塞，胃气下泄所致。针对谷气实者，仲景提出以润燥导下之猪膏发煎治之，使大便通利，则阴吹自止。本案患者阴吹伴有脾气下陷、脾胃虚寒之象，故以小建中汤主之。小建中汤见于《伤寒论》，原文曰："伤寒，阳脉涩，阴脉弦，法当腹中急痛者，先与小建中汤，不瘥者，小柴胡汤主之。"《金匮要略广注》云："独用小建中汤补脾，何也？答曰经云脾者土也，孤脏以灌四旁者也。盖土为万物之母，土旺而木火金水循序以生……经云四时百病，胃气为本。此东垣云补肾不如补脾是也。今以桂枝行阳气，芍药养阴血，甘草、大枣、胶饴俱甘味入脾，归其所喜，以鼓舞脾气，升腾灌溉而为胃行其津液焉。又生姜佐桂枝以行阳气，而辛以润之，且与大枣合用，以行脾之津液而和荣卫也。"路老抓住本案患者中气虚的病机，以小建中汤加升麻升清举陷；茯苓利湿健脾；肉豆蔻温中行气，涩肠；吴茱萸温肝理气，醒脾开胃；山萸肉酸收，补肾气，固涩。诸药标本同治，补脾胃，和气血，补肾以建功。

附

路志正经方运用体会

经方历经千锤百炼，在临床具有独特的疗效，路老临证处方往往首选经方，再选时方、经验方，注重审机论治，灵活选用。今就其关于经方的应用谈粗浅体会。路老运用经方有以下特点。

一、尊重原文精神，辨证选方用药

如治疗虚人外感，患者平素体质虚弱，感受风寒，长期反复发作或初愈复感外邪，或身体素虚易患外感等，中医认为是虚人外感，宜标本兼治，既要祛除病邪，又要扶持人体正气，以达到祛邪不伤正的目的。桂枝汤治虚人外感的指征是正气羸虚而感受风寒，桂枝汤散中有收，滋阴和阳，既有主外调和营卫之功，又有主内调和气血之力，故用于虚人外感，是一个很好的方剂，路老临证善用此方。例如治疗张某某，男，50岁，主因反复感冒10年就诊。患者从小体质较弱，近10年来反复感冒，症见鼻塞，怕冷，咽部不适，平素胃胀，怕冷，食凉、硬、酸性食物反酸明显，食用刺激性食物则胃部隐痛，大便每日2～3次，稀便，舌质暗，舌面有青紫条斑，苔薄，脉沉弦。患者患有乙肝小三阳20余年。根据患者病史及症状，辨证为肝胃不和，营卫失调，治以疏肝和胃、调和营卫法。药用桂枝8g，炒白芍12g，生黄芪30g，炒白术20g，防风10g，清半夏9g，生薏苡仁30g，炒薏苡仁30g，炮姜8g，黄连6g，炒枳实12g，醋香附10g，甘草6g。7剂，水煎服。药后诸症明显减轻，继用上法调理3个月，反复感冒基本痊愈。本案依据虚人外感，素有胃病及肝病史，选择了治疗虚人外感之桂枝汤合玉屏风散，又结合治疗胃病之半夏泻心汤，以桂枝汤补虚解肌发表、玉屏风散益气固表、半夏泻心汤清化湿热和胃，三方合用起到肝胃同治、调和气血、温中补虚、顾护肌表的作用，故多年反复感冒迎刃而解。

二、辨证论治，抓病机，治病求本

张仲景创立了辨证论治体系，成为中医工作者一贯秉承的临证大法。路老认为，使用经方要善于抓病机，以病机为核心，才能治病求本，切中要害，并告诫我们，临证要识病，但不能受西医病之约束，一定要辨证论治。如路老用真武汤治愈顽固性消渴案，患者烦渴多饮 1 年余，昼夜饮 5 ~ 6 暖瓶水，仍不解渴。西医检查除外糖尿病、尿崩症。前医曾用六味地黄丸、增液承气汤、白虎汤、沙参麦冬汤、生脉饮、消渴方等滋阴清热、生津止渴之品百余剂未收效，而延路老诊治，症见烦渴多饮，渴喜热饮，饮不解渴，小便量多频数，食纳一般，心烦心悸，失眠多梦，头晕目眩，腰腿疼痛，周身酸重，大便干结，3 日 1 行，膝以下冷凉，且有轻度水肿，舌红，苔黄而滑，脉沉细略数。路老综合脉症，认为证属阳虚水犯，气不化津，遂用真武汤加味治之，药用制附子（先煎）8g，白芍 12g，茯苓 15g，白术 15g，生姜 6g，太子参 10g，麦冬 10g，山药 10g，芡实 12g，金樱子 12g。5 剂，水煎服。药后患者口渴大减，每昼夜喝 1 ~ 2 暖瓶水，大便通畅，下肢水肿已消，且已转温。依法再进 10 余剂，1 年多顽症消除。本案从症状看，患者烦渴引饮，饮不解渴，多数医家从阴虚津伤来治疗，但未能奏效，路老根据患者小便量多频数、心悸、失眠多梦、头晕目眩、腰腿疼痛、周身酸重、膝以下冷凉、轻度水肿等症状综合分析，认为是由肾阳衰微，气化失职，气不化津所致。患者舌红，苔黄，大便干结，脉数，似属阳明热证，但用清热泻火、生津止渴及增液通便法不效，显为假象，仔细分析烦渴不解是渴喜热饮，且下肢水肿，膝以下发凉，舌苔虽黄，但不燥而滑，脉虽有数象但沉细，病机实属阳虚水犯，气不化津，均为肾虚气化失职所致，通过主症、兼症的辨识，抓住病机，选用真武汤温阳化气行水，使津液上承，烦渴多饮随之而解。此例可以看到，路老临证善于抓病机，看本质，去伪存真，不受常规思路束缚，可谓圆机活法，用药如神。

三、运用经方同病异治、异病同治

同病异治、异病同治是中医辨证论治的重要法则，中医的辨证是对病因、病位、病症、病性等基本要素的综合识别。同一病证，在不同的阶段出现不同的症状，其治疗是不一样的，谓之同病异治；而不同的疾病，在发展过程中出现了相同的病机，可以采用同样的方法治疗，谓之异病同治。由此说明，中医辨证论治，关键在于辨识不同疾病有无共同的病机，病机相同，才可采用相同的治法。

路老治疗眩晕，根据不同的病机，分别采用经方苓桂术甘汤和小陷胸汤治疗，一为阳虚水泛，一为痰热互结，同为眩晕，病机不同，治疗各异，均取得较好的效果。如路老治疗王某某，主因头晕 3 年、加重 1 个月就诊。患者平时肢凉怕冷，神倦乏力，心悸，胸闷，耳鸣，眠差梦多，纳谷不馨，口干不欲饮，伴有眼花目暗，恶心呕吐，视物旋转，身体晃动，站立不稳，甚者晕倒，舌淡，苔白，脉细缓。综合诸症，辨证为心脾阳虚，寒饮中阻，治以温阳蠲饮，健脾化湿，养心安神法，方选苓桂术甘汤加减。药用茯苓15g，桂枝10g，白术15g，甘草6g，川芎15g，太子参15g，厚朴10g，炒酸枣仁20g，远志10g，泽泻6g，红枣4枚。药后头晕好转，恶心、视物旋转等消除，精神转佳，复诊又以益气健脾法治之而愈。本案患者平素怕冷，系阳虚体质，复因饮食等因素损伤中阳，致脾胃阳虚，运化失司，寒饮内停，而致眩晕，故以苓桂术甘汤温阳化饮，复以燥湿健脾之剂调理，药后阳复阴消，长达3年之久的眩晕得以告愈，续以补脾化湿，理气祛痰，健运中土，使寒饮无再生之虑，杜绝了疾病复发之源。

又路老以小陷胸汤治疗眩晕案，患者陈某某，主因头晕2年就诊。就诊时症见头晕，工作紧张时诱发，面部发热、潮红、心慌，眠差多噩梦，恶心频作，时感心烦热，平素喜饮冷、食辛辣，体形丰腴，体重160余斤，身高162cm。从形体和症状分析，患者属于痰湿体质，头晕而兼见颜面潮红、心烦热、睡眠差、恶心等症状，为痰热内结之象，故以调脾胃、涤痰降浊法治疗，选小陷胸汤加味，药用瓜蒌20g，黄连10g，姜半夏12g，枇杷叶12g，荷梗（后下）12g，苏梗（后下）12g，炒杏仁9g，炒薏苡仁30g，茯苓30g，僵蚕10g，胆南星10g，天麻12g，生白术20g，炒莱菔子15g，珍珠母（先煎）30g，生姜1片当引。药后头晕明显缓解，继以前方进退，再服14剂后诸症消失。

本案虽同是眩晕，但其诱因为情志不舒，发作时伴有心慌、恶心、心烦等症，且体态丰腴，为痰湿体质，痰热结于心下，气血运行不畅，肝气挟痰上扰所致，故治疗以调中焦、清化痰湿、疏肝理气为法，方选小陷胸汤加减，以小陷胸汤清化痰热，加入化湿利水、化痰降逆之品，由于抓住了眩晕发生的病机，审机论治，故眩晕病证得以缓解。

以上两个病案体现了相同疾病在发展过程中出现不同的病机，可采用不同的方法治疗，即同病异治。同样，不同的疾病若出现同样的病机，又可用同一方药治疗，临床上路老善用小陷胸汤治疗代谢综合征、噫气不除、心悸等多种疾病。如用小陷胸汤治疗代谢综合征案，患者陈某某，主因胸闷5年就诊，症见胸闷，少痰，色浅黄，大便日1次，有不尽感，小便可，面色浮红，舌体胖，质紫暗，舌尖红，苔薄白，脉沉滑。患者患有高血压、高脂血症、糖尿病，形体丰腴，为痰湿体质，体重105公斤，身高1.7m。中医辨证为痰湿郁久化热，痰热结于胸中而致胸闷，故治以宽胸涤痰，清化痰热和胃，方选用小陷胸汤加味。药用瓜蒌20g，竹半夏12g，黄连10g，竹节参12g，太子参15g，石菖蒲

12g，郁金 12g，炒杏仁 9g，炒薏苡仁 30g，厚朴花 12g，荷叶（后下）12g，炒三仙各 12g，泽泻 15g，茯苓 30g，生白术 15g，莱菔子 15g，藿梗（后下）9g，苏梗（后下）9g，14 剂。药后胸闷症状好转，痰量减少，睡眠佳，大便爽利，日 1 次，进食量增多，体力正常。以上方进退，药后患者胸闷症状基本消失。本案从症状和体质辨证为痰热互结，故首选小陷胸汤加味治疗，配合化痰开结、升清降逆之品，使得痰热得清，脾胃功能恢复，诸症随之而愈。

又如用小陷胸汤治疗心悸，患者程某某，男性，38 岁，主因心悸伴心前区疼痛 2 年，尿频尿痛 1 年半就诊。症见心慌，心前区时痛，尿频，尿道烧灼感，腰痛难忍，脚后跟痛，心情烦躁，大便 2～3 天 1 行，醒后难入睡，舌质红，苔薄黄，沉滑数。从脉症综合分析，中医辨证为痰热结胸，下移小肠，治以宽胸涤痰、清心导赤，方用小陷胸汤加味。药用瓜蒌 15g，清半夏 9g，黄连 8g，栀子 8g，淡豆豉 10g，麦冬 10g，生地黄 12g，淡竹叶 10g，小麦 20g，益智仁 9g，肉桂（后下）3g，益母草 12g，八月札 12g，甘草 6g，14 剂。药后症减，随访 3 个月未发。本案患者心悸伴有心前区时痛，心情烦躁，舌红，苔薄黄，脉沉滑数，符合《伤寒论》小陷胸汤之"正在心下，按之则痛"的病机，故辨证为痰热互结之证，选用经方小陷胸汤加味治疗，因痰热移热于小肠，故加清心导赤、降火涤痰、引火下行之品。本案抓住病机，巧用经方，达到了精准治疗，故取得良好效果。

四、经方辨证论治疑难病

临床一些疑难重病，中医没有相对应的病名，遇到此种情况，路老多抛开西医疾病概念，辨证论治，首选经方。如使用白头翁汤治疗嗜酸性粒细胞增多症、白虎汤治疗红斑狼疮、理中汤治疗硬皮病、猪苓汤治疗泌尿系感染等，凡符合辨证的，则选用经方治之。下面引用路老采用白头翁汤治疗嗜酸性粒细胞增多症的病案来说明这一问题。

患者谭某某，男，主因腹痛、腹泻、低热 5 天就诊。患者 5 天前突发下腹部疼痛，伴腹泻，黏液便，里急后重，低热（体温低于 37.6℃），医院检查大便鞭虫卵（+），嗜酸性粒细胞升高（45%），肝脾大，经保肝、驱虫及抗过敏药物治疗均未效。西医诊断为嗜酸性粒细胞增多症，中医辨证为下焦湿热，治以清热利湿法，以白头翁汤加减治之。药用白头翁 30g，秦皮 15g，川黄连 4.5g，广木香（后下）4.5g，黄柏 10g，槟榔 15g，郁金 12g，甘草 4.5g。如法化裁治疗 3 个月，患者症状消失，大便正常，半年后复查嗜酸性粒细胞正常，基本痊愈。嗜酸性粒细胞增多症以咳喘、皮肤瘙痒、腹痛为常见症。本病患者主要症状为腹痛、腹泻，以脾胃湿热、下焦湿热为病机，故使用白头翁汤清利湿热，加调理气机、祛湿缓急之剂，因切中病机，配伍得当，故面对疑难重症，取得桴鼓之效。

五、忽略病名和辨证，抓主症，对症用方

临床常见一些现代病，中医病名无法归属，治疗往往无从下手，对此《伤寒论》中给予了启示。如《伤寒论》条文曰："太阳病，头痛，发热，汗出，恶风，桂枝汤主之""呕而发热者，小柴胡汤主之""若脉浮，小便不利，微热，消渴者，五苓散主之。"临床上可以不拘泥疾病，只要见此症就可以用此药，也不用拘泥于症状的全部出现，能见其一症，结合脉证，判断符合病机，即可放胆一用。路老面对此类病症，多依据症状而施经方，不拘泥其为何病。如使用白虎汤治疗红斑狼疮案，患者韩某某，主因患红斑狼疮9个月就诊，症见满月脸，乏力，出虚汗，眼结膜出血，颜面右侧红斑硬结（红斑），周身散在出血紫癜，肝功转氨酶高，甘油三酯高，痰中带血，口干，鼻干，鼻出血，饮食可，二便正常，舌红体胖，散在白腐苔，脉左手弦滑数，右手沉弦数。根据患者面部红斑、周身出血点、鼻出血等症，辨证为热入营血，肺胃热盛，治以清肃肺胃，凉血化斑，方选白虎汤加减。药用南沙参15g，麦冬10g，生石膏（先煎）30g，知母10g，生地黄10g，羚羊角粉（冲服）2g，枇杷叶12g，黛蛤散（包煎）6g，元参10g，炒薏苡仁20g，生薏苡仁20g，茵陈12g，牡丹皮12g，小蓟12g，白茅根30g。药后周身出血点减少，痰中带血症消失，继以上方调理1个月后，周身紫斑消退，鼻子出血亦止。本案红斑狼疮在中医没有相应的病名，张仲景在《金匮要略》中所述："阳毒之为病，面赤斑斑如绵纹……阴毒之为病，面目青，身痛如被杖。"后世中医温病专著中又有"温毒发斑""热毒发斑""血热发斑"等论述，基本与本证相似。本证红斑狼疮，周身出血紫斑，鼻出血，一派热盛伤血之征，故以白虎汤清气分热，加入凉血药物治疗，本案在辨证过程中，忽略西医的病名和辨证，抓住主症，选方用药，符合经方派方证相对的原则，故取得满意效果。

六、以人为本，应用合方，创新发展

中医治病，以人为本，不可拘于一法一方，而是根据患者复杂的病证，合用经方，或者经方与其他方合用，使化裁后的经方更加符合患者的病情，从而取效。如运用小柴胡汤加茵陈蒿汤治疗肝损害、麻黄附子汤加右归丸治类风湿关节炎、五苓散与真武汤合方治疗阳虚水肿、白虎汤与大承气汤合方治疗里实

高热、理中汤合四逆汤治疗脾肾阳虚，寒凝气滞腹痛泄泻、己椒苈黄丸合葶苈大枣泻肺汤治疗食管癌等。合方使用形成了新的处方，既遵经方而不泥古，符合传承创新的原则。下举一己椒苈黄丸合葶苈大枣泻肺汤治疗食管癌案例进行说明。患者王某某，男，主因饮食噎阻3个月就诊。患者3个月前因吞咽不适到医院就诊，经胃镜检查诊断为食管中段癌，行手术治疗，术后仍有吞咽不适，伴有食欲不振，胃胀，胸闷痛，咳嗽，咳痰，口干，大便偏软，舌红，苔白腻，脉濡滑。胸部CT及B超检查显示左侧胸腔大量积液。中医辨证属于痰瘀阻胃，肝胃不和，饮停胸胁，脾失健运，气阴两伤，治以化痰逐瘀泄水，选用己椒苈黄丸合葶苈大枣泻肺汤加减。药用防己15g，黄芪20g，蜀椒12g，炒白术15g，泽兰12g，泽泻15g，葶苈子（包煎）30g，猫爪草12g，石见穿15g，炙桑白皮12g，法半夏10g，炒白芥子12g，炒苏子12g，炒莱菔子12g，南沙参15g，陈皮12g，神曲15g，花椒5g，黄连6g，吴茱萸3g。7剂，水煎服。药后咳嗽，痰减少。仍遵上法，继服1个月，症状明显减轻，胃纳有增，精神见振，身心康泰。己椒苈黄丸原治水饮停聚、水走肠间之证，葶苈大枣泻肺汤主治胸胁停饮，二方合用，针对患者痰瘀互结、饮停胸胁之病症，起到化痰逐水、破积消瘀之功效，从而使食管癌伴转移之病症得以缓解。